男性更年期・EDをらくらく克服する方法

男性ホルモン補充による40代からの男性更年期・ED対策

代官山パークサイドクリニック 院長
岡宮 裕

ナショナル出版

はじめに

男性更年期障害を解消して理想のミドルエイジを

世界保健機関（WHO）が発表した世界保健統計2016によると、長寿世界一は日本で、男女の平均は83・7歳だった。しかし男女別々の統計では男女ともにランクを落とし、女性の平均寿命は87歳で世界第2位、かたや男性はようやく80歳台にのって世界4位。世界的に見ても女性の方が長生きなのだが、順位でも男性は女性には及ばない。

しかし人生80年。60歳で退職してもまだ20年ある。この時間を悠々自適の自由時間にするか、病気や不調を抱えるつらい老後にするかは本人しだいだ。

例えば男としての肉体は、40歳くらいから少しガタがきて、あちこち傷みはじめる。誰しもそれは「年のせい」だと思っているが、実はそうではない事が意外に多い。理由は男性ホルモンの減少にある。

思い当たる事はないだろうか。筋肉が落ち、メタボになり、ＥＤになり、動脈硬化が起こり、頻尿になり、よく眠れなくなり、気分が落ち込み、意欲がわかなくなる。

この不調の原因は「経年劣化」ではなく、「ホルモン不足」なのだ。本書をお読みいただければ、そのあたりのメカニズムはおわかりいただけるはずだ。

その不調を放置するか、それとも積極的に解決するかで、人生後半の数十年が決定するといっても過言ではない。更年期で男をリタイアするか、再構築してナイスミドルとして生まれ変わるかは自分で決められるのだ。

男性更年期障害、あるいはＬＯＨ症候群、聞いたことはあっても自分の事ではないと思っている男性は多い。しかし年齢と症状を考え合わせれば、自分の事だと気づくのではないだろうか。

今、男性のための医学は急速に進歩し、男性更年期障害の治療法も整ってきた。他にも漢方やサプリメントなど解決策はたくさんあり、困ることはない。

もし思い当たるなら治るものは治して、自分にとっての理想のミドルエイジ像を描いてみてはいかがだろうか。

第1章　男性更年期障害・LOH症候群とは何か

第2章 男性更年期障害を克服する治療法

第3章 自然素材の中にある男性ホルモン様成分の有用性

第4章 複合サプリメントでLOH症候群の改善がみられた症例

第5章
男性更年期障害を克服するためのQ&A

第1章

男性更年期障害・ＬＯＨ症候群とは何か

若くはない、でも弱音は吐きたくない……

40代、50代はいわゆる働き盛り。社会の中核をなし、社会を牽引している世代だ。経験と自信とエネルギーに満ち、仕事もプライベートもバリバリの時期である。男性であれば、最も充実した年代ではないだろうか。

あなたはどうだろう。

「まさにそうだね。気力体力ともに充実して向かうところ敵なしって感じかな。」

それならよかった。そうありたいものだ。その年代で一点の曇りなく心身に自信が持てれば、人生はバラ色だ。女性にもてすぎてハメをはずさない限り、世界はあなたのものだ。

「でもね、ちょっと心配な事もあるんだ。景気のせいではあるけれど最近業績が上がらない。会社は合併の噂があるし。だからまあ、オレも眠れない事もあるよ。たまにだけどね。大したことはないさ。」

うんうん、そりゃそうだ。現代はストレス社会だ。まともな感性を持っていれば、眠れない夜の一晩か二晩あるのが当たり前ってものだ。20代の青臭い連中とは違う。責任ってものがあるしね。

「気が塞ぐっていうのかな、落ち込む日もあるよ。飲みにいけば結構モテるんだけどね。女の子から色っぽい目でみられると、今日はいけるかなって思うけど、あと一押しっていうのが億劫でさ。明日の仕事を考えると帰りたくなるんだ。ちょっと血圧も高めだし。オレも若くないから…。」

男はそういうものだ。虚勢を張って生きている。誰にも弱みを見せたくない。たとえどんなに親しい相手の前であろうと。

でもかなり多くの男性が、本当は健康不安を抱えて生きている。そうしてそれを誰にも悟られまいとしている。

私は医者だから、そういう男たちの本音をよく知っている。誰にも言えない心身の状態も。そうして、言いたいのだ。虚勢を張ってもいいけれど、自分の体のことはよく知っておいた方がいいと。

ストレス、うつ、それとも

眠れない、気が滅入る、体力が落ちた、抜け毛・薄毛が気になる、性欲減退…。これらの症状は、40代くらいになれば誰でも、どれか1つや2つは心当たりがあるだろう。ストレスのせいかもしれないし、忙しい日々の疲れが残っているのかもしれない。

しかしこれらの症状がいつまでも続いて、あなたの仕事や生活をおびやかすようになったら、要注意である。

眠れない夜が続いて朝がつらい、腰や肩が痛い、仕事に集中できない、いつも疲れている、イライラして声を荒げてしまう事がある、階段の途中で息が切れる、最近セックスしていない、朝立ちもあまりない…。

多少の体調不良なら、週末しっかり休息をとって、軽い運動をしたり、趣味で気分転換をはかれば回復する。すぐに治らなくても、いつの間にかそうした症状を忘れていたというならいい。しかしこれらの症状が何日も、何週間も続いていたら、本当に注意した方がいい。そして医療機関を受診した方がいい。それは明らかに健康上問題だからだ。

何らかの病名がつくかどうかは症状によるし、検査ではっきりさせなければわからない。ただ放置すべきでない事は確かだ。

その症状、「うつ」ではないかもしれない

現代はストレス社会だ。だから仕事や人間関係によるストレスで心身に不調をきたす人は少なくない。最近は企業もストレスマネジメントに配慮するようになったし、心療内科を受診する働き盛りの男性も増えている。

そうして不眠や疲労感、イライラ、性欲減退を訴えると「軽いうつ状態」なる診断を下され、精神安定剤や導眠剤、抗うつ剤などを処方されるケースが増えている。

これが効いて不快な自覚症状が解消し、元気になればいい。しかし処方された薬が

効かず、かえって症状が悪化するケースもまた少なくないのだ。

40才以上で不眠や腰痛、関節痛、イライラ、性欲減退といった心身の全身症状を訴え、軽い「うつ」でもないとしたら、疑ってほしいのが更年期障害だ。40才以上なら考える必要があり、50代なら可能性は高い。もちろん男性の更年期障害である。

一方、女性の更年期障害はよく知られている。女性は50歳前後にエストロゲンなど女性ホルモンが減っていくが、男性はテストステロンが減っていく。

女性には閉経という大きな変化が訪れるため、比較的わかりやすく、更年期はその前後5年くらいという目安がある。しかし男性にはそれがない。更年期障害がいつ始まっていつ終わるのかわからない、という不安定さもはらんでいる。

個人差も著しく、ほとんど変化がない人もいれば、ひどい体調不良やうつ状態にさいなまれる人もいる。さらに周囲の（無知ゆえの）無理解もあって、症状が高度な人の更年期は男性の方が苦しいのではないかと思われる。

男性にも更年期はある。それはほぼ認知されつつあるように思う。しかしそれを我が事として考える人はまだ少ない。

「男の更年期？　ああ、そういうのあるみたいだね。オレは違うと思うけどね。」

そういう男性が多いように思う。更年期障害よりは「うつ」、あるいはストレスによる何らかの神経障害、そういう病名がついた方がいいと思うのだろうか。

医師の立場からするとこれは大きな間違いだ。「うつ」やその他の精神疾患はきわめて治りにくい。かつ再発しやすい。

一方、男性更年期障害は、おおざっぱに言えば男性ホルモンの減少によって起こるため、男性ホルモンの量や活性が回復すれば全身症状の多くが解消する事が多い。治療もしやすいのである。うつ症状も男性更年期障害の症状の１つなので、男性ホルモンが回復すれば、うつ症状も解消する事が少なくない。

男性更年期障害の原因は男性ホルモンの減少

本題に入ろう。男性の更年期障害である。

人は誰もが年を取る。若いころのように無理はきかなくなり、様々な不調が起こってくる。徹夜で飲んでそのまま朝から仕事、なんて事も20代ならやってのけたが、40を過ぎたらかなりキツイ。何より翌日にひびく。体力の衰えは明らかだ。

年を取ると、一体何がどう変わってしまうのだろう。

答の1つが男性ホルモンの減少である。

男性ホルモンが減ると、不眠やうつ、腰痛、関節痛、筋力の低下など、様々な心身症状が起こる。はっきりした痛みではなくても、何となく体調がすぐれない感じが続く。

そもそも男性ホルモンは、男性の男らしさ、オスとしての肉体と魅力を担う物質だ。たくましい筋肉や骨、ひげなど男らしい肉体を作り上げ、異性をひきつける魅力を発散させる。性欲や性機能もしかりである。

だから男性ホルモンが減少することで性欲が減退したり、朝立ちが減ったりするのならわかりやすい。残念だが、納得できない事はない。

しかし男性ホルモンの働きはそれだけではない。例えば動脈硬化を予防したり、赤血球を作らせたり、骨や筋肉を正常に保ったり、腎臓や肝臓の働きを助けたりする。全身の健康維持にとって欠くべからざる働きをしているのだ。

だから男性ホルモン、その中心であるテストステロンが減少すると、一見「性」にはあまりかかわりのない、様々な体調不良が起きてくる。そしてそれが男性ホルモンの減少によるものだと気づく人はあまりいないというわけだ。

男性ホルモンの減少による様々な体調不良、簡単に言えばそれが男性更年期障害なのである。

男性ホルモン（テストステロン）が減少する事で影響を受ける臓器は図の通り。それぞれの働きは次のようなものだ。

男性ホルモンの働き

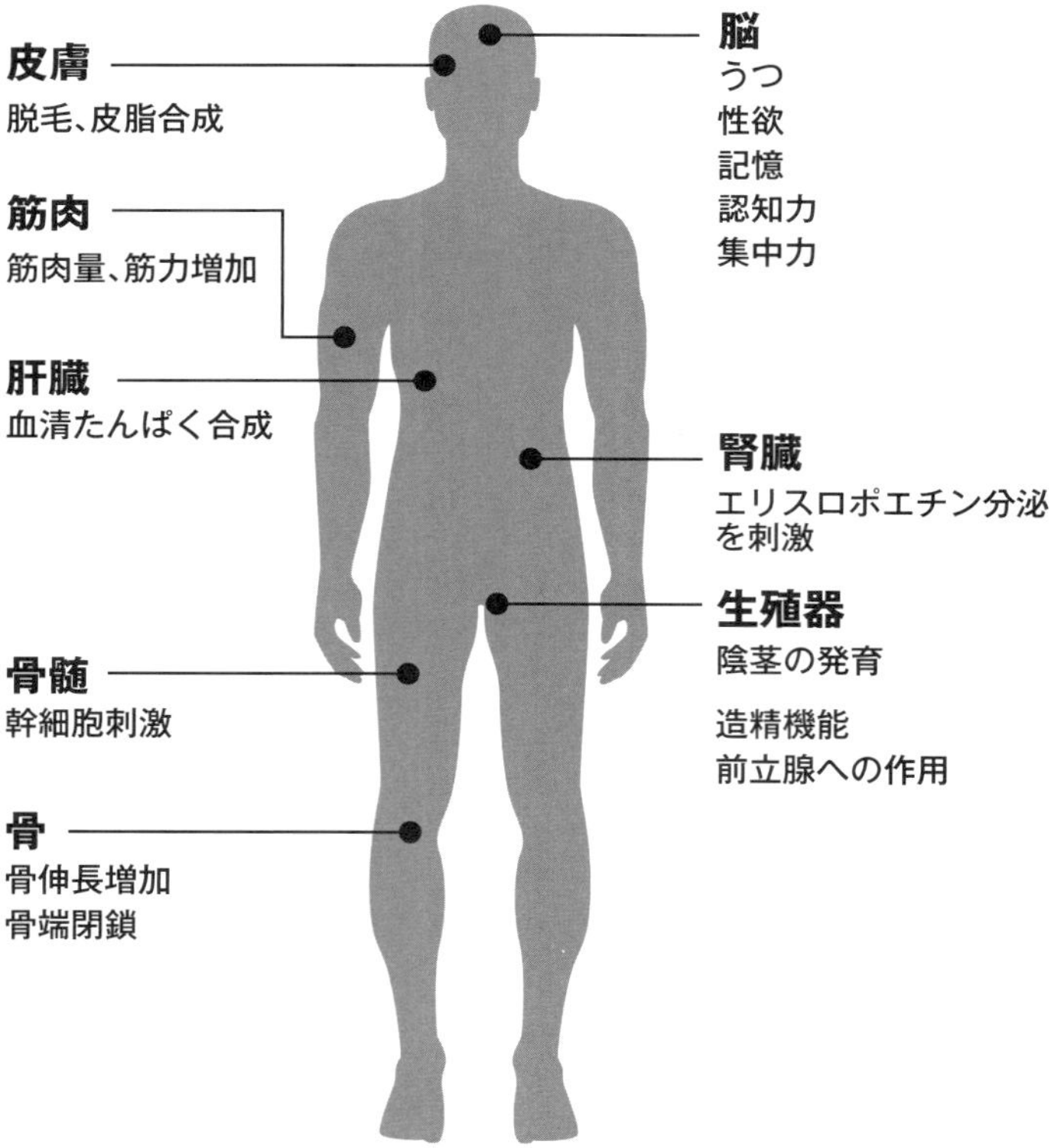
皮膚
脱毛、皮脂合成
筋肉
筋肉量、筋力増加
肝臓
血清たんぱく合成
骨髄
幹細胞刺激
骨
骨伸長増加
骨端閉鎖
脳
うつ
性欲
記憶
認知力
集中力
腎臓
エリスロポエチン分泌を刺激
生殖器
陰茎の発育
造精機能
前立腺への作用

●性欲、性機能の維持
●記憶力や認知機能の維持
●動脈硬化やメタボリックシンドロームの予防・改善
●筋肉・骨の強度や運動能力の維持
●自信や爽快感などポジティブな感情

他にも肝臓では血清たんぱくの合成、腎臓ではエリスロポエチン（赤血球産生を促す）を分泌させたりと多彩な働きを持ち、生命活動にとってなくてはならない物質なのである。

男性ホルモン（テストステロン）の詳しい働きと減少による問題は後述する。

ＡＭＳで自覚症状をチェック

不眠やうつ、腰痛や関節痛など様々な体調不良、自覚症状の有無とそのレベルをチェックし、男性更年期障害（ＬＯＨ症候群）かどうかをスクリーニングするのがＡＭＳスコアである。

もしあなたが男性更年期障害の不安を抱えて医療機関を受診したら、まずＡＭＳで病態評価が行われる。

ＡＭＳとはAging Male Symptoms rating scaleの略で、ドイツで開発され、国際的にも標準使用されている。「こころ（精神）」に関するもの５項目、「身体」に関するもの７項目、「性機能」に関するもの５項目の合計17項目からなる。うつや不眠、関節や睡眠など、一見「性」にあまり関係ない項目が多いことがおわかり頂けると思う。

各項目を１～５点の５段階で評価を行い、合計点により男性更年期かどうかが判断できる。

26点以下であれば男性更年期障害には該当しない可能性が高い。27～36点は軽度、37～49点は中程度、50点以上は重度な男性更年期障害の存在が示唆される。

	症　状	なし	軽い	中程度	重い	非常に重い
	点　数	1	2	3	4	5
1	総合的に調子が思わしくない（健康状態、本人自身の感じ方）					
2	関節や筋肉の痛み（腰痛、関節痛、手足の痛み、背中の痛み）					
3	ひどい発汗（思いがけず突然汗が出る、緊張や運動とは関係なくほてる）					
4	睡眠の悩み（寝つきが悪い、ぐっすり眠れない、寝起きが早く疲れがとれない、浅い睡眠、眠れない）					
5	よく眠くなる、しばしば疲れを感じる					
6	イライラする（当たり散らす、ささいなことにすぐ腹を立てる、不機嫌になる）					
7	神経質になった（緊張しやすい、精神的に落ち着かない、じっとしていられない）					
8	不安感（パニック状態になる）					
9	体の疲労や行動力の減退（全般的な行動力の低下、活動の減少、余暇活動に興味がない、達成感がない、自分をせかせないと何もしない）					
10	筋力の低下					
11	憂鬱（ゆううつ）な気分（落ち込み、悲しみ、涙もろい、意欲がわかない、気分のむら、無用感）					
12	「絶頂期は過ぎた」と感じる					
13	力尽きた、どん底にいると感じる					
14	ひげの伸びが遅くなった					
15	性的能力の衰え					
16	早朝勃起（朝立ち）の回数の減少					
17	性欲の低下（セックスが楽しくない、性交の欲求がおきない）					

合計　　　　点

訴えの程度　17～26点：なし　27～36点：軽度　37～49点：中等度　50点以上：重度

もしあなたが、ひょっとして自分も…と思うのであれば、ぜひこのチェック表をやってみて頂きたい。そうしてもし自分が該当するのであれば、かかりつけのドクター、あるいは男性更年期障害を診療している医療機関を受診する事をお勧めする。

正確な診断を行うためには、他にも医学的な検査が不可欠だ。内科的な検査項目も重要であり、男性更年期障害と重なる症状を含む他の疾患がみつかる可能性もある。

フリーテストステロンでわかる男性更年期障害＝ＬＯＨ症候群

もしあなたが男性更年期障害ではないかと思われるのならば、前述のスクリーニングにある自覚症状に加え、男性ホルモンの状態を調べてもらおう。

男性ホルモンといえばテストステロンだが、その全てが作用を持っているわけではない。実際に働いている男性ホルモンはフリーテストステロンである。そのため男性更年期障害＝ＬＯＨ症候群を評価するには、総テストステロンよりもフリーテストステロンの量が重要である。

そのフリーテストステロンを血液検査で調べる。その数値が8・5未満の場合、ＬＯＨ（ロー）症候群と診断される。

ＬＯＨ症候群とは加齢性腺機能低下症候群（Late-onset hypogonadism syndrome）の略。自覚症状だけでなく検査の数値でも更年期障害が裏付けられ、第2章でご紹介する男性ホルモン補充療法の対象となる。

男性更年期障害というものに比べれば、ＬＯＨ症候群はまだ認知度が低い。概念があいまいである男性更年期が疑われる場合、フリーテストステロン（ＦＴ）の値を調べれば、数値の上でも男性更年期障害の状態であることが証明され、病名がＬＯＨ症候群となるわけだ。

ただしフリーテストステロン（ＦＴ）の値が高くても更年期障害の症状を持つ人は存在する。そこで次のように分類されている。

ＬＯＨ症候群　（ＦＴ　８・５未満）
境界型ＬＯＨ症候群（ＦＴ　８・５以上　11・８未満）
非ＬＯＨ症候群の男性更年期障害（ＦＴ　11・８以上）

数年前にＮＨＫの『ためしてガッテン』でＬＯＨ症候群が紹介された事がある。その後の２か月間、私のクリニックに、「ひょっとして自分もそうかもしれない」という男性たちが、たくさん来院するようになった。その数は２か月間で約１４０名。

この方達にＡＭＳスコアとＦＴのスクリーニングを行った。結果、この方達の60％以上は、ＡＭＳスコアで50点以上と重度のＬＯＨ症候群の鑑別を要するカテゴリーに属していた。血液検査でフリーテストステロン（ＦＴ）を調べたところ、結果は次の通りだった。

ＬＯＨ症候群（ＦＴ　８・５未満）　26名（19％）
境界型ＬＯＨ症候群（ＦＴ　８・５以上　11・８未満）　41名（29％）

非ＬＯＨ症候群の男性更年期障害（ＦＴ　11・８以上）73名（52％）

驚くなかれ、ＡＭＳスコアでは60％以上が重度の男性更年期障害と考えられたにもかかわらず、約半数はフリーテストステロンがあまり減少していなかった。よってＬＯＨ症候群とは診断できなかったのである。

フリーテストステロンは下がっていなくても

以前より私はわかりやすさを優先するために『男性更年期障害（ＬＯＨ症候群）』という表現をしてきた。またテレビや雑誌などでも、男性更年期障害とＬＯＨ症候群が同義語の様に扱われている。

しかし厳密には、この2つは必ずしも同じではない。

ＬＯＨ症候群は性腺機能低下により様々な症状をきたす事を意味しており、前述の通り男性ホルモン（フリーテストステロン）が低値であることが診断基準となる。ところが同じく加齢の影響が色濃く反映される身体・精神症状があっても、必ずしもフリーテストステロンが低下しているとは限らないのだ。

ところがこれらの疾患診療を行っているにもかかわらず、クリニックによっては、フリーテストステロンの数値がＬＯＨ症候群に該当しない患者さんに対して「問題はない」とするところがあるようだ。「フリーテストステロン数値は低くありません。よかったですね」という事らしい。

これでは患者さんが戸惑うばかりで、問題の解決にならない。

様々な苦しい症状を抱え、自覚症状であるＡＭＳスコアも高値になっていれば、男性ホルモンの数値がＬＯＨ症候群の基準を満たしていなくても、男性更年期障害である可能性は十分あると私は考える。もちろん治療しなければならない。

個人における相対的な変動を考慮する

自覚症状をチェックするＡＭＳスコアでは重症なのに、フリーテストステロン値は下がっていない。これは何を意味するのだろう。

まず男性ホルモン（テストステロン）の値は個人差が大きい。さらに1日の中でも変動するので朝と夜では数値が変わる。1か月、3か月、半年と時間がたてばやはり数値が変わってくる。この変動が体に及ぼす影響はかなり大きいのではないか。

例えばこういう事だ。

ある男性が、初診時にフリーテストステロン（以下ＦＴ値）が13・0であったとする。その人は半年前にＦＴ値が20であったならば、男性ホルモン値は20→13と大幅に低下している。体内では急激に男性ホルモンが減少、不足し、様々な不具合を生じると考えられる。身体的にも精神的にも、様々な症状が現れるだろう。この場合、自覚症状の指標であるＡＭＳスコアは高値になる事が予想される。

逆にこの男性が半年前にＦＴ値が14であれば、14↓13と大きな変化はなく、自覚症状も比較的穏やかであると予想される。当然ＡＭＳスコアは低値となるだろう。

さらにこの男性が、半年前にＦＴ値が９であれば、９↓13と改善傾向のため自覚症状はほとんどない、つまりＡＭＳスコアは低い事が予想される。

同じ人のフリーテストステロンの値でも、状況によってこれだけ違いが発生すると考えられる。自覚症状の反映であるＡＭＳスコアと、フリーテストステロンの数値のズレは、こうした事情から起こると考えられるのだ。

従って男性更年期障害、ＬＯＨ症候群を診断する場合、万人に共通な絶対的数値による診断ではなく、個人における相対的な変動を考慮しないと、本当の病態は把握できない。

重要なのは個別の診断と治療

もちろん過去に健康診断などでたまたまフリーテストステロンを測定しているようなケースは、現実的には考え難い。血圧や血糖値のようにフリーテストステロンも標準的に検査してくれればいいのだが、残念ながらそうはなっていない。

だから不調を抱えてクリニックを訪れたその日の検査数値が、その方の人生唯一のフリーテストステロン値になってしまう。これはいたしかたない。

そのため私のクリニックでは以下の様にしている。

ＡＭＳスコアが高くＬＯＨ症候群が疑われるにもかかわらず、フリーテストステロンの数値では異常が指摘されなかった場合は、相対的低値の可能性を考え、３か月後に再度フリーテストステロン値を含む血液検査を行う。その値を初診時と比較する事で、より細かく病状の把握をし、最適な治療に結び付けて行こうというわけだ。

実際、この方法で後にＬＯＨ症候群と診断でき、ホルモン補充療法を行い、症状の改善に結びついた方も少なくない。

また男性更年期障害、ＬＯＨ症候群の治療はホルモン補充療法だけではない。ホルモン補充療法は、フリーテストステロンが8・5未満、場合によっては境界型の11・8未満でも状況によって可能なのだが、フリーテストロンが11・8以上であるためホルモン補充療法の適応ではない場合であっても様々な方法がある。詳しくは第2章でご紹介するが、症状別に対症療法的な治療ができるし、全身の不調には漢方薬、サプリメント等がよく効く事が多い。

繰り返すが、こうした疾患は個人差が非常に大きい。また症状だけでなく、病気の受け止め方が異なるのだ。そのため検査の数値を基準にした治療では、必ずしもよい結果は得られない。その人の仕事や家庭、人間関係などライフスタイルに適した治療を進める事が大切だと思う。

男性ホルモン・テストステロンはどんな働きをしているか

数ページ前に簡単に説明したが、男性ホルモンであるテストステロンは、性にあまり関係のない働きをたくさんしている。それは血管や血液、骨や筋肉、あるいは脳の機能など、生命活動の根幹に関わるものばかりだ。従って加齢やストレスなどが原因でテストステロンが低下すると、心身に様々な問題が発生する。従って男性の更年期を軽視してもらっては困るのだ。

「更年期なんて女の病気、何で男の俺が…」等と古くさい事を言っていると、人生の後半で大損をする。つらい心身をひきずって何十年も生きる羽目になりかねない。

そこでもう少し詳しくテストステロンの働きと、それが低下した場合どんな不具合が生じるかについて理解して頂きたい。

血管を正常に保ち動脈硬化を防ぐ

中高年になると健康診断などで大いに悩まされるのが脂質（コレステロールと中性脂肪）ではないだろうか。

このコレステロールと中性脂肪も男性更年期障害と深い関わりがある。女性の場合、閉経前後50歳位で血中脂質、特にコレステロールが大きく上昇する。一方男性は、男性更年期障害がある人ほど脂質異常が見られ、コレステロールの異常はもとより中性脂肪の異常がより顕著となる。

男性更年期障害の中でもフリーテストステロン（ＦＴ）が低いＬＯＨ症候群の場合、中性脂肪は70％以上の症例で高値となっている。中には正常上限である１４９の実に10倍以上、１５００とか２０００という信じがたい数値の方も見受けられる。そうした人の多くが「以前はこんなに高くなかった」と愕然とする。

私のクリニックに来られたＡさんもそのひとり。ＩＴ企業で働くバリバリの営業マンだが、強い疲労感を訴えて来院した。血液検査の結果、中性脂肪は２０００という数値を示した。またＡさんは30代だが、フリーテストステロン値は60代のそれを下回っていた。

その後ＡさんはＬＯＨ症候群の治療を行い、中性脂肪もフリーテストステロン値も正常値に落ち着いた。疲労感などの自覚症状も解消しつつあったが、仕事が忙しくなると通院もままならなくなるため、漢方薬やサプリメントで乗り切っておられる。食事等の生活習慣も気をつけておられるとの事だ。

中性脂肪やフリーテストステロンの検査結果が、よほど大きな戒めになったのだろう。

脂質の代謝を促進し動脈硬化を防ぐ

Ａさんは当初ショックを受けておられたが、こうした症例は決して珍しくない。テストステロンが低下している人の多くは、中性脂肪が高値になる。

もともと中性脂肪やコレステロール等の脂質はホルモンの材料になる。他にも脳や神経等の材料でもあるが、ホルモンが作られなくなるとその分脂質はダブついてしまう。検査結果に現れるし、内臓脂肪も増えてしまうのだ。

テストステロンは脂質を材料に産生されるが、それだけではない。脂質の代謝を促すことで、血管を正常に保つ働きをしている。一酸化窒素を分泌して血管内壁や臓器に脂質がたまりにくくしているのだ。そのおかげで血管内は血流がよくなり、動脈硬化の予防や改善につながる。

また血管が正常であれば、酸素や栄養が体のすみずみに届けられ、細胞の働きも活発になる。ちなみにテストステロンは造血ホルモン作用を持っているので、血液量を増やす働きもある。

逆にテストステロンが減少すると、前述のように脂質の代謝がうまくいかなくなり、動脈硬化が進行する。動脈硬化は脳梗塞や心筋梗塞など、命に関わる血管疾患のもとだ。男性が女性より短命なのは、動脈硬化の進行が最大の原因ではないかと言われている。テストステロンの減少はこの傾向に拍車をかける。

逆にテストステロンが健康的なレベルで維持されれば、動脈硬化の進行を抑え、健康寿命を伸ばす可能性も高くなるわけだ。

下の図を見て頂きたい。テストステロンの減少が、命に関わる生活習慣病につながっていく経路を示している。

男性ホルモンの減少が病気を引き起こす

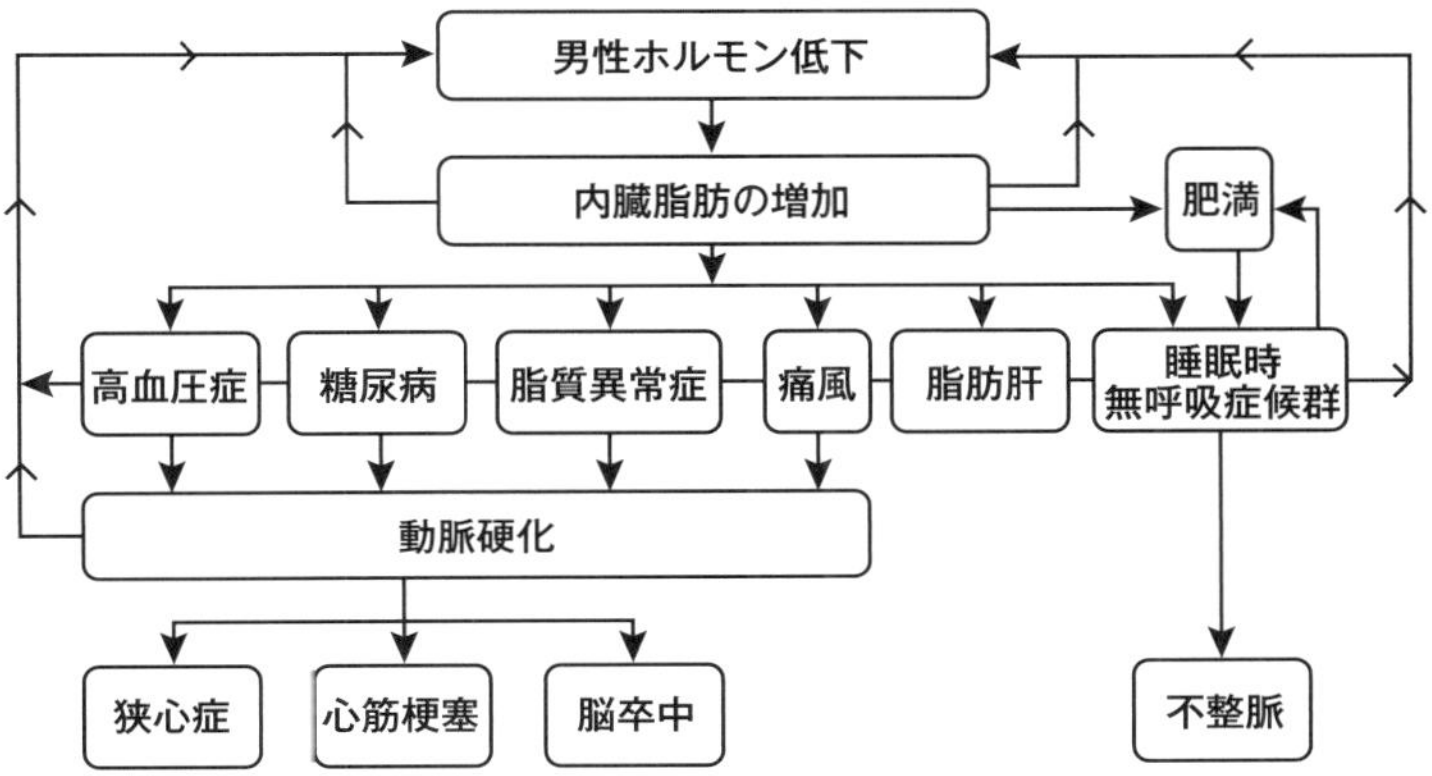

メタボリックシンドロームを防ぐ

今述べたように、テストステロンは脂質代謝をスムーズにする働きがある。これは血管に限らず内臓などの臓器でも当てはまり、内臓脂肪の蓄積と肥満の防止に一役買っている事を意味している。

そうして脂肪等をエネルギーに変えて燃焼させ、筋肉や骨の形成を助けている。若い男性が「いくら食べても太らない」のは、エネルギー消費量が多いだけでなく、テストステロンの働きによるところも大きい。

テストステロンが低下すると、前述のように脂肪の代謝が悪くなり、内臓脂肪がたまってくる。血液や血管においては脂質異常症、高血糖、高血圧をまねく。これらが重なるのがご存じメタボリックシンドローム、通称メタボだ。

メタボではなく単純な肥満に限定すると、はるかに女性の方が不利だ。女性の方が本来的に脂肪がつきやすく、太りやすい。逆に男性の方が、テストステロン（男性ホルモン）の影響で太りにくいものだ。

しかし美容や健康に対して意識の高い女性は、日ごろからダイエットに励んで肥満の予防や解消に努めている人が多い。一方男性はそれほど太らないという油断から暴飲暴食になりがちではないだろうか。

そこへ男性ホルモン（テストステロン）の低下が加わると、男性は「太りにくい」というアドバンテージ（優位性）を失い、メタボへの坂を転がり落ちてしまうのである。女性より男性がメタボになりやすいのは、こうした理由によると考えられる。

一説によると、筋肉が１kg減ると脂肪が２・５kgつくという。しかも内臓に脂肪がつく。これが問題なのだ。

アメリカで行った調査によれば、男性ホルモン（テストステロン）の値が低い人は、メタボのリスクが、そうでない人の３倍であるという。

逆に、中高年になってもテストステロンの値が健康的なレベルをキープできれば、命に関わる疾患をまねくメタボリックシンドロームを回避、解消できる可能性が高くなるわけだ。

糖尿病とテストステロン

メタボリックシンドロームの大きな要素である糖尿病。これにもテストステロンが深く関わっている。男性更年期障害の中でも、フリーテストステロンが低いLOH症候群の場合は特に、脂質異常症や高血圧、痛風(高尿酸血症)などの生活習慣病を合併する人が多いのだ。

糖尿病も例外ではない。

糖尿病の病状は、血糖値と一か月の血糖値の平均の値であるグリコヘモグロビン(HbA1c)で把握するのだが、LOH症候群の場合、この値が急激に悪化するケースが少なくない。理由はLOH症候群による①気力・行動力の低下による運動量の減少、②筋肉量の減少による基礎代謝の低下などがある。

メタボの根源でもある内臓脂肪。これは余分な脂肪の貯蔵庫であるだけでなく、様々な生理活性物質を分泌する。例えばインスリンを効きにくくするTNA-αやレプチン（糖尿病）、遊離脂肪酸（脂質異常）、アンジオテンシノーゲン（高血圧）など、生活習慣病の原因物質を悪魔のように分泌するのだ。

糖尿病の場合、脂質の代謝異常や内臓脂肪の増加、肥満などが絡み合って、インスリン抵抗性（インスリンがうまく働かず細胞が糖を取り込めない）を引き起こすと考えられる。

治療を行うと、グリコヘモグロビン（ＨｂＡ１ｃ）が安定し、血糖コントロールがうまくいく事が多い。

ただし糖尿病で既にインスリン治療を行っている人は要注意だ。ＬＯＨ症候群の影響による血糖コントロールの悪化のため、本来必要である以上の量のインスリンが投与されている場合などでは、ＬＯＨ症候群の治療で血糖値が下がる。その場合、インスリン治療の効果が出すぎてしまうことがある。血糖値が下がりすぎて低血糖という事態をまねく危険性も考えられるので、十分な注意が必要である。

男性更年期障害と「うつ」は合併する

男性更年期障害の症状の1つに「うつ」がある。「うつ」とは、落ち込み、憂うつ、理由もなく悲しい、趣味や楽しい事に興味を感じない、ぼーっとする、あるいはイライラする、集中力がなくなるといった精神的な症状に加え、食欲がない、性欲がない、頭痛、頭重感、不眠、あるいは過眠といった身体的な症状を含む心身の状態である。

一見、どんな人にも時には起こりうる症状だが、原因もなくこうした症状が長く続くようであればやはり健康上問題であり、何らかの治療が必要だ。

男性更年期障害に該当するような年代は、仕事のストレスや疲労、体力の衰えなどから、「うつ」状態になりやすい事は確かだ。しかしそれがテストステロンの低下による男性更年期障害であっても、同様の症状は起こるのである。

私のクリニックを訪れたBさんもそんなひとり。Bさんは仕事中、ぼんやりしたり、計算ミスをしたりする事が多くなり、上司の助言で心療内科を受診した。

Ｂさんは日頃の様子や自身の精神状態を訴え、「うつ病」と診断されて薬を処方された。それを飲んでいたが、症状は一向に良くならない。むしろ薬の副作用（眠気、だるさ、嘔気、口渇、めまい等）に苦しめられる羽目に陥ってしまった。

そこで私のクリニックを受診し、検査の結果ＬＯＨ症候群と診断する事ができた。その後ホルモン補充療法などの治療を行い、様々な身体症状に加えてうつ症状からも脱出。心身共に良好な状態に回復することができたのである。

相互作用で悪化する「うつ」「男性更年期障害」「生活習慣病」

図を見て頂くとおわかりだろう。うつ病と男性更年期障害、生活習慣病は重なりあっている。この３つは互いに影響しあって悪化していく事がある。

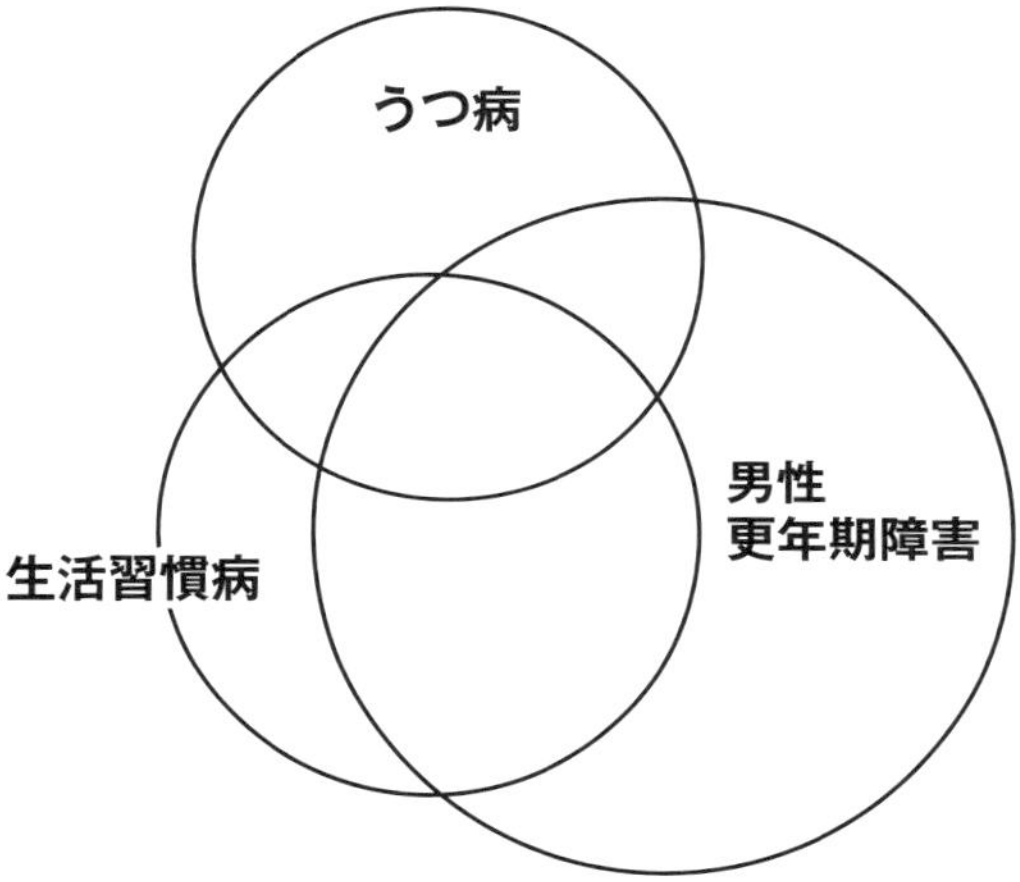

例えば日頃のストレスや疲労で「うつ」状態に陥るとテストステロンは低下し、性欲の減退や筋力の低下も起こってくる。一方テストステロンが低下すると、前述のように生活習慣病になる人が多く、やはり「うつ」症状が現れる人もいる。

この３つは合併しうる病態であり、病状と治療法は人それぞれなのである。ＬＯＨ症候群の治療を行えばうつ病の治療を中止して良いとはならないし、うつ病の治療薬をガッチリ飲んでいればＬＯＨ症候群の治療は必要ないという考えも間違っている。合併している場合は、患者さんの状態を見極めて、それぞれの治療をバランス良く行う事が重要だ。

まず男性更年期障害を疑ってほしい

Ｂさんの例でもわかるように、心療内科では本人の訴えから診断するので、なかなか男性更年期障害にはたどりつかない。また本人が自分の病状をうまく受容できない事も多い。

原因は「テストステロンの減少」という生理的なものなのに、本人には理由がわからないため、自分はもうだめなのではないかと自信をなくしてしまう。

男性更年期障害のただ中にいる人は40代、50代などの働き盛り。社会的にも責任が重く、ストレスも多い。こうした逆境はさらなるテストステロンの低下をまねき、悪循環に陥りがちだ。

困ったことに男性の場合、こうした不調に対して周囲があまり寛大ではない。男のくせに情けない、怠けている、だらしないといった精神論にすりかえてしまう。

本人も、自分だってやる気にさえなれば何でもできる。今はダメなだけで、そのうちそのうち。そういくら思ったところで、やる気は起きてこない。

それは気持ちの問題ではない。ホルモンの問題なのだ。

もし40代以上で、うつと思われる状態になったら、まずはテストステロンを検査できる医療機関を受診してほしいと思う。男性更年期障害、ＬＯＨ症候群と診断されると、テストステロン補充等により、うつ症状をはじめ諸症状を改善する治療ができる。こうした治療がうまくいくと、悩み苦しんでいた事が不思議に思えるほど心身の状態がよくなる人が多いのだ。

成人男性の４人に１人以上はＥＤ

男性更年期障害の代表的な症状に、性欲減退と性機能の低下がある。

性欲や性機能は、男性ホルモンであるテストステロンの象徴的な働きであり、わかりやすい指標になっている。だから男性が、セクシーな女性を見ても何も感じなくなったり、セックスが楽しくない、勃起しない、朝立ちもないといった状況になれば　男としての自分に危機感を感じるはずだ。

しかし驚くべき数字がある。１９９８年に行われた調査によると、成人男性の約24％、50～60代なら２人に１人がＥＤであるという。しかも患者は年々増加している。

ＥＤとはErectile Dysfunctionの略で、直訳すると勃起不全。しかし単に立つか立たないかが問題なのではない。ペニスの勃起した状態が続いて、満足いく性行為が全うできるか否かが問題なのだ。

世の中にはＥＤで悩んでいる男性は大変多い。50歳未満の男性の４人に１人なのだから、もはや少数派ではない。ＥＤは誰にでもありうる、ありふれたものと言っていいだろう。

しかしこの問題で医療機関を受診する人は、全体の１割にも満たない。日常生活に支障がない、恥ずかしいなどがその理由なのだろうが、それでいいわけではない。

もしあなたが、愛する女性とセックスがうまくいかないのであれば、彼女との関係にひびが入ってしまう。あなた自身も自信を失って、さらに性機能の低下をまねいてしまうかもしれない。これから子供を持とうとしている人なら、ＥＤは深刻で現実的な問題になる。

性の問題は、一般的にはあまり大きな声で語られることはないが、医学的にきちんと研究が進み、治療方法も確立されている。もし悩みがあるのなら、医療機関を受診して治療を受ける事をお勧めする。悩んでいる時間がもったいない。

テストステロンは性機能をどうコントロールしているか

性欲や性機能を司っているのはテストステロンである。

テストステロンはその95％が睾丸で作られているが、血液に乗って全身のあらゆる臓器に届けられている。前述の血管や内臓脂肪などでの働きは既にご紹介した通り。

性欲や性機能では、まず脳がセクシーな刺激で興奮し、視床下部から快楽とやる気のドーパミンの分泌を促す。ドーパミンがどんどん分泌され興奮状態になると、脳は骨盤神経に「勃起せよ！」と指令を出す。ペニスの血管が弛緩し、血液が大量に流れ込んで勃起が成立する。

これらの反応のスイッチを次々と押していくのがテストステロンで、勃起全体をコントロールしている。

脳の性的な興奮が神経系を通ってペニスに伝わると、神経から一酸化窒素が放出され血管を広げる。するとペニスの血管に血液が流れ込んで勃起が起こる。また勃起を継続させるためには、一酸化窒素の放出が継続しなければならないが、この一酸化窒素の産生を司るのが、血管系の健康について述べたのと同じで、やはりテストステロンなのだ。

そして性機能と同様にテストステロンが脳に働きかけて起こるのが、やる気や闘争心、満足感、元気、快感といったポジティブな感情だ。

性欲に関わるドーパミンはこうしたポジティブな感情を代表するホルモンである。ほかにも重要な働きをしており、男性更年期障害に特有のうつ症状にも大きな影響を及ぼしている。

このように、男性更年期障害の「性欲・性機能の低下」がなぜ起こるのかが、おわかり頂けたと思う。

「朝立ち」はなぜ健康のバロメーターなのか

あなたは最近、毎日「朝立ち」しているだろうか。

朝立ちと言うとやはりセックスや性機能の話だと思われるだろうか、そうではない。

朝立ちという現象は、全身の健康に関わるたくさんのサインを発しているのだ。

勃起の始まりは脳の性的興奮だが、脳が全く興奮しなくても勃起する場合もある。

それが「朝立ち」といわれる現象である。

朝立ちは実は睡眠のサイクルによる現象であり、本人が眠っている間にも、何回も勃起している。

睡眠にはレム睡眠とノンレム睡眠があり、この2つが周期的に繰り返されている。

レム睡眠は簡単にいうと浅い眠りで、体が眠っているのに脳が覚醒に近い状態にある。この時、性的な興奮に関わりなく神経に刺激が伝わり、ペニスの血管が広がって勃起は起こる。この現象が朝、発生するのが「朝立ち」で、別にエッチな夢をみていたからではない。

朝立ちは健康のバロメーターというがこれは、リアルに本当だ。朝立ちするということは、脳からペニスにつながる神経系に問題がないことを意味する。また血管にも異常がないので勃起するわけだ。いわば神経系と血管系の点検作業だといっていい。

高血圧や高脂血症などで血管の動脈硬化が進んでいると、興奮しても血管が広がらず、勃起がうまくいかない。従ってもしあなたが「最近、朝立ちなんかしていない」というのなら、血管系、あるいは神経系という2つの経路、そしてＬＯＨ症候群の可能性を疑ってみた方がいい。

認知症リスクが倍増

男性更年期障害・ＬＯＨ症候群が、全身の健康にとっていかにマイナスかはおわかり頂けたと思うが、さらにおそろしい話をしよう。

男性更年期障害の可能性を放置しておくことで訪れる最悪の事態は認知症である。さすがにテストステロンと認知症は関係がないと思われるかもしれないが、実はおありなのである。

認知症にはいくつか種類があるが、最も患者数が多いのがアルツハイマー型で認知症全体の半分。脳血管障害型認知症が約２割。この２つの合併型を入れると認知症全体の８割以上と考えられている。

アルツハイマー型は、脳の神経細胞にアミロイドβタンパクとタウタンパク等がたまって、神経細胞が壊死脱落していく病気だ。これによって患者はもの忘れや妄想、徘徊などが進行し、介護なしには生活できなくなっていく。脳血管障害型は、脳血管の動脈硬化が引き金になって、同様の症状を起こすようになる。

この認知症のきっかけと進行に、テストステロンの低下が深く関わっていることがわかってきたのだ。

順天堂大学医学部泌尿器科学講座の堀江重郎博士の報告では、テストステロンが多いと脳の神経細胞の枝が増え、そのつながりが強くなることがわかってきたという。

また東京大学大学院医学系研究科加齢医学講座の秋下雅弘博士の研究で、テストステロンの投与によって認知症の男性たちの認知力が改善することが確認されている。

アメリカでも同様の研究、報告が続いており、テストステロンの認知症予防、改善効果はかなりのものだと考えられるようになってきた。

テストステロンの低下や男性更年期障害を放置していると、いかにたくさんの疾患にかかりやすくなるか、これでおわかり頂けたと思う。

心当たりの方は、ぜひ我慢などせず、改善、回復に向けた一歩を踏み出してほしい。

若年性LOH症候群？60代よりテストステロンが低い30代！

男性更年期障害といえば、40代後半から50代の、いわゆる働き盛りの年代が該当する。ところが最近は30代〜40代前半くらいの世代に、同様の症状を訴える人が増えている。私のクリニックでも、そうした患者さんが少なくない。

女性と違って男性には閉経に当たる大きな節目がないので、男性ホルモン・テストステロンの分泌はゆっくりとなだらかに減っていく。個人差もあるが大体50代くらいから低下していく人が多い。

ところが最近の報告では、30代から40代前半くらいの男性のフリーテストステロン値が、60代のそれより低い事がしばしばあるというのだ。そうした男性たちを若年性LOH症候群と呼ぶ人もいる。

原因は偏った食事や運動不足、睡眠不足などの生活習慣もあるが、やはり厳しい競争社会に生きる事のストレスが大きいように思う。いわゆる中間管理職の年代で、上からも下からも負荷がかかって板挟みになる人が多い。その重圧で脳からストレスホルモンが合成され、テストステロンの合成が抑制されてしまう事があるのだ。

こうした比較的若い世代のＬＯＨ症候群は、50代以降の本格的な（？）男性更年期障害よりも深刻で、治療を要するケースが少なくないと私は感じている。若ければ若いほど、まさか自分がＬＯＨ症候群であるとは考えず、そのまま仕事や社会に適応できなくなってしまう可能性があるからだ。

これからという時に、ＬＯＨ症候群では誠に気の毒だ。しかしきちんと自分の状態と向き合い、前向きに治療に取り組めば、多くは回復する。ぜひ治療機会を逃さないでほしい。

男性更年期障害、あるいはＬＯＨ症候群は、男性であれば誰もがその身にふりかかる可能性がある。そして多くがその症状を自覚している。しかしまだそれをわが事としてとらえる人は少なく、治療機会を逃していると思う。

高齢化が加速する日本で、この健康問題を放置、あるいは我慢して過ごすと、重篤な病に苦しむ不幸な人生を迎えるかもしれないのだ。

第2章に男性更年期障害の治療についてご紹介する。今日、ホルモン補充療法はもちろん、漢方やサプリメントなど、様々な有効な治療法がある。もし今、ご自分がそうした症状を抱えているのなら、ためらうことなく治療と回復の一歩をふみだして頂きたい。

第2章
男性更年期障害を克服する治療法

検査と診断はこうやって進められる

男性更年期障害と思われる症状で医療機関を受診すると、まずはその患者さんが実際に男性更年期障害かどうか、他に何らかの疾患がないかどうかが様々な検査で診断される。

ここでは私のクリニックでの診療の流れをご紹介してみよう。医療機関によって多少異なる部分もあるだろうが、受診を考えておられる方は参考になると思う。

診察の進め方は特別変わった事はない。どんな医療機関でも受付を済ませ、問診票に記入し、それを元に医師の診察になる。男性更年期障害（ＬＯＨ症候群を含む）も同じだが、問診票には専門的なものもあり、一般的な健康調査とは異なる質問事項が並ぶ。

①受付で問診表、第１章でご紹介したＡＭＳスコア等を記入する。

②問診票やAMSスコア（27ページ参照）等を参考に、医師（つまり私）がLOW症候群の診察および内科的疾患の合併の有無を問診等で確認する。

③「うつ」などのメンタル面の問題を併せ持っている可能性があれば、さらに質問紙などを使い心療内科的診断を行う。

④LOW症候群の診断に必須項目の採血をして血液検査。フリーテストステロン（男性ホルモン）、黄体ホルモン（LH）などに加えて、前立腺がんの腫瘍マーカーであるPSAの測定を行う。PSAは男性ホルモン補充療法を行う上で、必ず調べなくてはならない指標の1つ。

これらの項目に加え、血液検査では肝機能や腎機能、貧血、血中脂質、尿酸、血糖、甲状腺機能などの内科的な項目も確認する。

きちんとした治療を行うためには、その人の全身状態を把握しなければならない。特に男性更年期障害は、原因がテストステロンの低下という内分泌系の問題であっても、症状はメンタル面から消化器系、筋肉や関節など全身に及んでいる。複数にわたる不調を改善するには、男性ホルモン補充療法だけでなく、これらの検査結果から得られる、内科的な診断結果に併せた治療が必要だからである。

検査結果（1～2週間後）が出たら男性更年期障害、LOH症候群であるか否か等を説明し、診断に基づいた治療法を提案。患者さんの意思を尊重し、複数ある治療法の中から最適な方法を選択していく。

男性更年期障害、LOH症候群の治療法

治療方法は、男性ホルモン（テストステロン）補充療法、漢方薬、プラセンタ注射、サプリメント等多岐にわたる。繰り返すが患者さんの症状に合わせて、ライフスタイルに合わせて、治療法を選択・組み合わせて治療を進めていく。

私のクリニックに限らないが、患者さんには、ぜひご自分でどういう治療を受けた

いか費用面も含めて希望を伝えてほしいと思う。

●男性更年期障害の分類

テストステロン（男性ホルモン）補充療法はＬＯＨ症候群だけ。

第１章でご説明した通り、男性ホルモン（テストステロン）補充療法は、フリーテストステロンの数値でＬＯＨ症候群と診断されると適用になる。ＡＭＳの数値が高くても、フリーテストステロン値が低くない限り、この治療法は行えない。

適用基準は次の通り。

ＬＯＨ症候群（フリーテストステロン　８・５未満）➡テストステロン補充療法適用

境界型ＬＯＨ症候群（フリーテストステロン　８・５以上　11・８未満）
➡症状によってテストステロン補充療法適用

LOH症候群に該当しない男性更年期障害（フリーテストステロン　11・8以上）

⬇テストステロン補充療法は適用されない

男性ホルモン補充療法は副作用が少ない良い治療法だが、比較的長期間に渡る投与が行われる事が多い。治療を行っている間は投与したホルモン剤の効果で数値が上がるため、本人のもともとのホルモン値の正確な評価が困難になる。そのため投与開始に際しては前述のように厳密な基準が存在する。

もちろん数値の上でLOH症候群に該当しなくても、有効な治療法はある。また男性ホルモン補充療法を行えば、全ての症状が一気に消失するわけではない。いずれにしても、患者さんの症状に合わせた治療を行う事が必要だ。

男性ホルモン補充療法とは

実際の男性ホルモン補充療法には大きく分けて3つの方法がある。
①注射による補充療法
②外用薬（塗り薬、貼り薬）による補充療法
③内服薬による補充療法

【注射による治療が一般的】

日本で最も一般的に行われる男性ホルモン補充療法は注射による治療である。男性ホルモン（テストステロン）のデポ剤という薬剤を、筋肉注射で投与する。日本では一般的には125mgを2～3週間毎、もしくは250mgを3～4週間毎という間隔で行っている。

投与回数は1クール10回。ちなみにメンズヘルス医学会で勧奨されている標準的な方式である。

1クール終了後ホルモン補充療法をいったん終了し、1か月後に採血でフリーテストステロン値の測定を行い、治療効果の評価を行う。

1クールでフリーテストステロン値が改善し、LOH症候群の範囲を離脱している場合は、漢方薬やサプリメントなどを用いた維持療法のみの治療に移行する。

1クールでフリーテストステロン値が改善しない場合は、状況により第2クールを行う場合もある。この場合も漢方薬やサプリメントなどの補助療法を並行して行い、治療効果を高めていく。

【自宅でできる外用薬】

もう1つの方法は②の外用薬による治療である。日本ではグローミンという塗り薬を一日一回、陰嚢に塗布する方法が一般的であり、私のクリニックでも同様である。

外用薬は注射薬に比べて効果という面ではやや劣るが、自宅で手軽に行う事ができるというメリットがある。

陰嚢に塗るという事に抵抗感がある人は、アゴに塗るという方法もある。ひげ剃りでアゴひげを剃る範囲に均一にグローミンを塗布する。この方法でも遜色ない効果が期待できるとの学会報告もある。

「男性ホルモン補充療法を行いたいけれど、どうしても注射が嫌だ」「近くに男性ホルモン注射を行う病院がない」「通院するのが大変」といった人も、外用薬で自宅での治療が可能だ。漢方薬、サプリメント等を補助的に使う方法も効果的だ。

男性ホルモン補充療法の内服薬（③）は日本では使われていない。欧米では使用されている薬剤もあるが、日本で認可されたものは今のところない。

男性ホルモン（テストステロン）の自律回復は可能？

男性ホルモン（テストステロン）補充療法を行う場合、多くの人が感じるのが「いつまで続ければいいのか」という疑問だろう。「体調が回復しても、それを維持するためにはずっと続けなければいけないのではないか」「ひょっとして死ぬまで続けるのではないか」など。

気持ちはよくわかる。延々と続く治療には誰でも気が滅入る。糖尿病治療におけるインスリン、腎不全における人工透析等、完治しない慢性病の治療はエンドレスであり根気を要する。

しかし男性更年期障害は必ずしもそうではない。男性ホルモン補充療法には、1つの目標がある。男性ホルモン値の自律回復だ。

通常ホルモン補充療法という治療は、足りなくなったホルモンを単に補充しているに過ぎない。補充をやめれば治療前のように不足し、ふりだしに戻ってしまう。例えば糖尿病の患者が何年インスリン注射を行っても、膵臓が回復して糖尿病が治癒する事はないように。

しかし男性更年期障害では、必ずしもそうではない。

例えばうつ症状、仕事をしたくない、人に会いたくない、気が滅入る、わけもなく悲しいといった症状が、男性ホルモン（テストステロン）補充によって次第に解消してくる。

たとえば不眠。何日も眠れない、眠りが浅い、起きるのがつらいといった状態が、ぐっすり熟睡でき、朝、すっきりと目が覚めるようになる。いやだった仕事がバリバリできるようになり、重かった頭はスッキリと明晰…。補充療法が最もうまくいけばではあるが、このような症状改善がみられ、それが男性更年期障害における負のスパイラルを1つ1つ断ち切っていくのだ。

そうなれば、それまで落ち込んでいた男性ホルモンの分泌が徐々に回復し、その人本来の値に回復する事もあり得るのだ。

特に40歳前半くらいの若年性LOH症候群の人には、こうした傾向が顕著に見られる。仕事や対人関係のストレスなどが原因で急激に男性ホルモンが低下しているような場合は、補充療法によって負のスパイラルが解除されれば、年齢相応の男性ホルモン値が自律回復してくるのである。

回復のスピードは個人差が大きく、早い人では3か月程度だが、1年くらいかかる人も多い。1クールのホルモン補充療法は、そのあたりを目標にしているのだ。

男性ホルモン低下と身体的ストレスのデフレスパイラル

逆に言えば男性更年期障害、LOH症候群においては、うつや不眠といった症状が、男性ホルモン低下の原因であり結果でもある。ホルモン低下と身体的ストレスの相互作用によって、状況はだんだん悪化し、負のスパイラル、デフレスパイラルを引き起こしていく。もう少し詳しく言えば次のような状況だ。

ストレス等が原因で男性ホルモンが低下すると、うつや不眠、疲労感、EDなどが現れる。それらの症状が身体的ストレスになり、さらに男性ホルモンが低下する。すると気力が低下し、筋肉量が減少、行動力もなくなってしまう。これらがマイナス要因となって、さらに男性ホルモンの分泌量を減少させてしまう。まさにデフレスパイラルである。

困ったことに多くの人は、大元の原因が男性ホルモンの低下である事に気づかない。そうして気分転換、体力の向上などの名のもとに少々激し目のスポーツ等を始めてしまう。これがストレス解消になればいいが、かえって疲労がたまり、テストステロンを消費し、さらなる身体的ストレスになりかねない。

あるいは「うつかもしれない」として精神科や心療内科へかけこんでしまう。これで抗うつ剤などを処方されると、また状況はややこしくなる。

男性ホルモンのデフレスパイラルを断ち切るのは、男性更年期障害＝ＬＯＨ症候群であるなら、やはりそちら側からのアプローチが正解だ。

男性ホルモンを回復させるには、早い方がいい。まだ体に、具体的には精巣に分泌能力が充分残っているうちに手を打とう。

前立腺がんには禁忌、前立腺肥大は要注意

その有用性が高く評価されている男性ホルモン補充療法だが、「禁忌」つまり「してはならない」人、注意しなければならない人もいる。

1つは前立腺疾患を持っている人。特に前立腺がんの人には男性ホルモン補充療法はできない。治療中の人はもちろん、以前、前立腺がんの治療をした事がある人も慎重に行う必要がある。

男性ホルモン補充で前立腺がんの発生が増加したという報告はないが、すでにがんがあるのであれば、腫瘍の悪化には無関係ではないとされている。

そのため男性ホルモン治療法の検討段階で、前立腺の腫瘍マーカーであるPSAを必ず測定する。通常PSAは4・0以下が正常とされているが、ホルモン補充療法の前検査ではさらに万全を喫して2・0以下の場合が望ましいとされている。

前立腺肥大症にも、ホルモン補充療法は影響を与える可能性がある。重い排尿障害

を伴うような重症の前立腺肥大症では治療は難しい。

ただし男性ホルモン投与は、前立腺にたいしてプラスの側面もある。男性ホルモン値が上がることでＬＯＨ症候群が改善すると、前立腺肥大症状もよくなる方が多いと思われるのだ。

前立腺の疾患に関する問題点は、いずれも事前の血液検査で発見が可能である。私のクリニックでは治療開始前の血液検査はもちろん、経過中も定期的に採血を行う事で慎重に治療を進め、リスクを回避している。

睡眠時無呼吸症候群は治療不可？

睡眠時無呼吸症候群も注意が必要だ。男性ホルモン補充療法は、睡眠時無呼吸症候群を悪化させるとの報告がある。従って状況によってはホルモン補充療法開始時、ないし経過中に睡眠時無呼吸の簡易検査を行う場合がある。もしこの疾患がみつかれば治療はできないが、ＣＰＡＰ（空気を送り込んで呼吸を補助する装置）等による治療を併用すればその限りではない。

　また稀ではあるがホルモン補充療法の影響で、多血症になる事が報告されている。多血症は聞き慣れない名称かもしれないが、男性ホルモン・テストステロンには造血能があるので、血液中の赤血球やヘモグロビンが増加するのが特徴。平たくいうと血が濃くなるわけで、血液の粘度が増し、血液がドロドロした状態になる可能性があるわけだ。

　こうした症状に関しては、治療前の診断の際、また治療中にも血液検査を行う事で対応しているので問題はない。

漢方薬による男性更年期障害治療

漢方薬による病気治療は、男性更年期障害に限らず、今日ではあらゆる病気治療において一般的になっている。保険適用にもなっており、抵抗のある人はほとんどいないと思う。私のクリニックでも同様だ。

特に男性更年期障害のような様々な臓器に関わる全身病の場合、補助療法としての漢方薬の効果は非常に大きいと感じている。

第1章で男性更年期障害とLOH症候群の違いについて述べたが、男性ホルモン（テストステロン）補充療法の対象となるのは、基本的にLOH症候群（病状によっては境界型LOH症候群）のみとされている。

判断材料は男性ホルモンのフリーテストステロンの数値だ。フリーテストステロン値が8・5未満がLOH症候群（境界型は11・8未満）。11・8以上あればLOH症候群と診断できず、男性ホルモン補充療法はできない。

しかし本人の自覚症状は必ずしもこの数値とは一致しない。数値では該当しなくても、本人はひどく苦しんでいる場合は少なくない。そうした場合に漢方が力を発揮するのだ。

そこで私のクリニックでは、フリーテストステロン値11・8以上の男性更年期障害の患者さんは、漢方薬・サプリメントを中心に治療を行っている。

現代医学、西洋医学の医薬品というものは、主に1つの疾患、1つの臓器に対しているので、どうしても対症療法になりがちだ。一方、男性更年期障害はいわゆる全身病であり、症状自体が多岐にわたる。さらに一人ひとりが違った症状であることが珍しくない。

たとえばひとりの患者さんの訴えが、頭痛、めまい、不眠、気力低下、腰痛などである場合、西洋医学の薬を処方していたら相当の数になってしまうだろう。そんな時に漢方薬が、思いのほか有効なのだ。

個別の症状、個人の症状に対応する

現代医学、西洋医学においては、診断が確定すると、ガイドラインというマニュアルにしたがってすべての人に同じ治療が行われる。男性更年期障害における男性ホルモン補充療法などの治療も同様だ。

それに対して漢方等の東洋医学的な治療は、同じ病名でも症状が違えば治療・薬が異なり、同じ症状でも個々の患者さんの体質(「証」という)によって治療・薬が異なる事がめずらしくない。仮に病名がつかなくても治療が可能で、それで十分効果も得られるのだ。

また漢方薬はホルモン補充療法やその他のほとんどの西洋薬と併用が可能なため、治療の選択肢が広がり、効果も得やすい。男性更年期障害でいえば、LOH症候群の患者さんにも、そうでない患者さんにも治療適応となる。

男性ホルモン補充療法は2~4週間の間隔で10回の注射を1クールとして行ってい

る。治療経過が順調な場合約5～9ヶ月で終了となる。もし1クールでフリーテストステロン値の回復が見られなければ、2クール目を検討する。

ちなみに私のクリニックでは、男性ホルモン補充療法を施行している人でも80％以上の患者さんが漢方薬も併せて飲んでいる。手前味噌で恐縮だが、多くの方の回復が早く満足度も高いのは、こうした治療のためではないかと自負している。

東洋医学的に健康と病を考える

ここで漢方における男性更年期障害のとらえ方をご紹介しておく。

東洋思想の基本に「陰陽五行」という考え方があるのをご存じだろうか。この世界は「陰」と「陽」とで成り立っている。例えば月と太陽、女と男、裏と表というように。世界は、この対立と共存関係によってバランスをとって成り立っているという考え方だ。世

そして万物は「五行」、すなわち、「火」「水」「木」「金」「土」とででき上がっており、

五行と感情

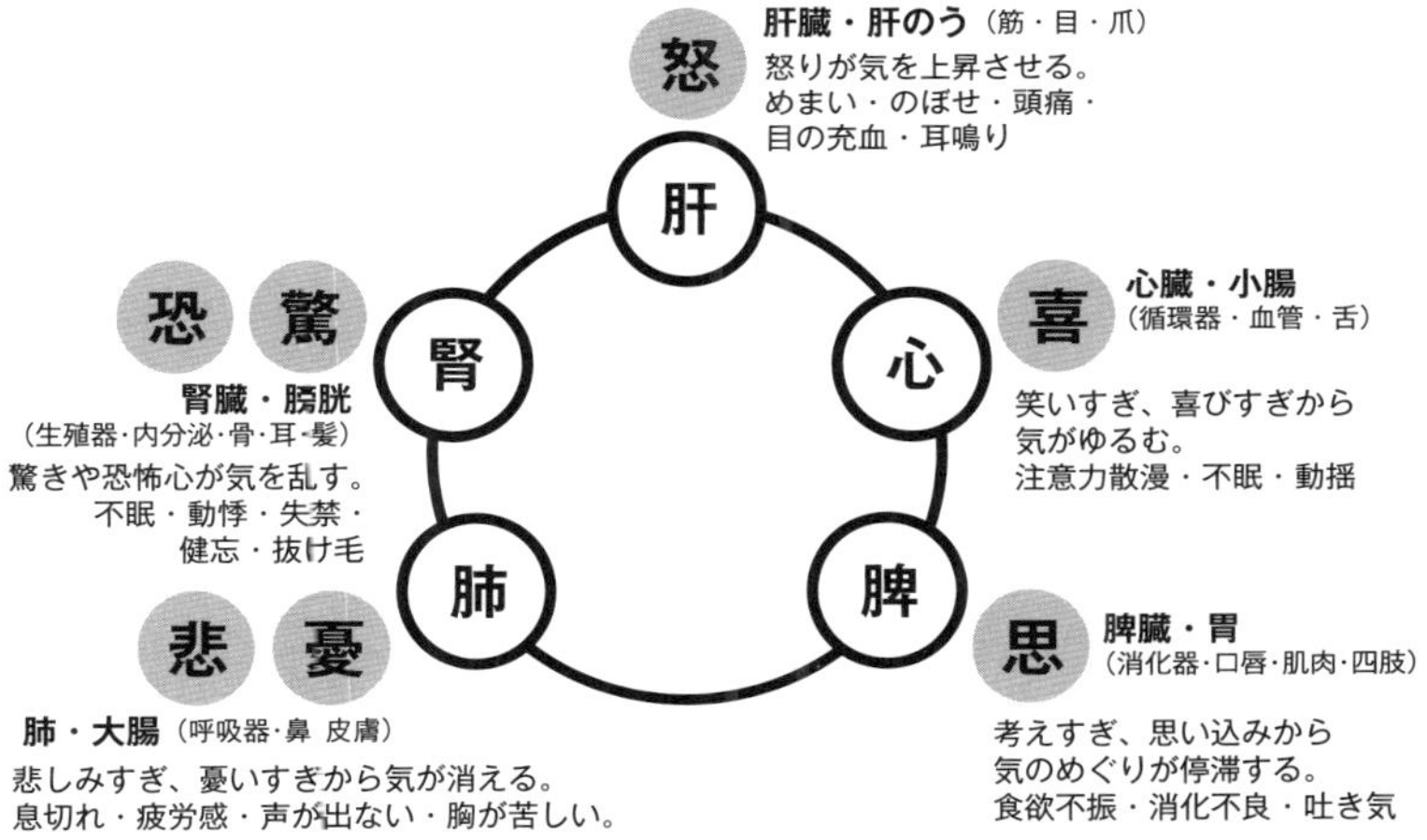

これらが相互にどう関わるかで世の中は動いている、と考える。

この思想哲学は医学にも通じており、「五行」がそのまま「五臓六腑」と重なる。

そこには生理学、解剖学でおなじみの心（臓）や肺、腎（臓）、脾（臓）、肝（臓）などがあるのだが、実は微妙に違っている。

上の図を見て頂きたい。陰陽五行に重なる五臓六腑の図である。

例えば「心」は心臓と脳（精神）、「肺」は肺や呼吸器、大腸等を指している。「肝」に肝臓、胆のう、自律神経等をさし、「腎」は泌尿器全般をさす。「脾」は脾臓や胃に当てはまる。

五臓六腑の細かい説明は省くが、五臓のそれぞれが消化器、呼吸器、泌尿器といった分類を超えて、精神の働きを担っているのが特徴的だ。図に示したように、そこにさらに「七情」といって「喜・怒・哀・楽・思・恐・憂」という感情や、「酸・苦・甘・辛・鹹」の五味等さらに他の要素も重なり、人間の生命活動をとらえようとするものだ。

男性更年期障害は「腎」と「脾」、「先天の気」と「後天の気」でとらえる

男性の更年期障害は「肝」と「腎」の病にあたるとされている。しかし病気の本質という点では、病の中心は「腎」にあり、そこに「脾」が大きく関わっている。

「腎」とは人が持って生まれたエネルギー（先天の気）を蓄える場所であり、その総量はほぼ一定に定められている。一方、食料等で外部から取り込むエネルギー（後天の気）を蓄えるのが「脾」だ。我々は外部からエネルギー（後天の気）を取り込みながら、持っ

て生まれたエネルギー（先天の気）を燃やして生きている。

持って生まれたエネルギー（先天の気）は加齢によって徐々に減っていくが、ストレスや働きすぎ等で不必要に消耗し、外部からのエネルギー補給もうまくいかなければ病につながる。これが現代における「腎」の病・男性更年期障害である。

男性更年期障害のような全身病をとらえ治療法を考える時に、このような東洋医学の理論は意外に的を射ているのがおわかりだと思う。漢方薬が効くのは、こうした考え方に基づいているからなのだ。

男性ホルモン補充療法の弱点を補う

男性ホルモン補充療法は、ホルモン欠乏による症状を直接緩和するという面では即効性もある優れた治療法だと思う。しかし根本的治療という観点で言うと、決定的な治療とはいいがたい。

既に述べたように、もともとホルモン補充療法というものは、外から不足分を足しているにすぎない。

ただしLOH症候群は例外であり、治療による介入によって様々な身体的ストレスが解消すると、男性ホルモンの分泌量が増えてくるケースが認められる。患者さんが若いほど、発症して間もないほど、病状が軽いほど、回復が早い。

そしてそれは男性ホルモン補充療法単独での場合より、漢方薬やサプリメントなどを併用した方がはるかに効果的である。もちろん自覚症状の改善も早い。

そこで私のクリニックにおいては、漢方薬やサプリメントによる治療のサポートを、早期から、自覚症状が強い人は診断が決定する前からお勧めしている。

まずはつらい症状を取り除く。苦痛というストレスを取り除くことが心身に及ぼすプラスの作用は非常に大きい。治療効果を倍増させる事ができると思う。

男性ホルモン補充療法は、様々な理由で補充療法自体を中断、もしくは中止する場合がある。一方漢方薬による治療は、効果がない、体質に合わないなど、うまくいかなかった場合でも、別の薬や量の調整で治療を継続する事ができる。

つまり漢方薬は、あるいは後述するサプリメントも、西洋医学的な治療方法の弱点を幅広く補い、かつ人間が本来持っている能力の回復や治癒力を引き出す力を持っているように思うのだ。

漢方薬は主症状だけでなく合併症にも有効

男性更年期障害、およびＬＯＨ症候群に用いる漢方薬は、これらの疾患の大元である男性ホルモンの低下、代謝異常や内分泌異常だけでなく、生活習慣病、メタボリックシンドロームなどの合併症の治療に必要な漢方薬を使う。うつ症状にも対応した薬がある。

また対象となる病気と薬にもよるが、身体への負担が少ないものが多い。

さてここでは私が処方する際の基準や薬の種類を、患者さんの状態別にご紹介してみよう。

【例1】昔は元気だったのに、急に老け込んだ感じで元気がなくなったという場合

ＬＯＨ症候群に多いケース。短期間に急に肉体的にも精神的にも老け込んだように感じられる場合は、『補腎剤《ほじんざい》』を中心に処方する。補腎剤とは、前述のように人が生まれつき持っているエネルギーである「先天の気」の働きを助けるタイプの漢方薬の総称。

補腎剤としてまず挙げられるのは『八味地黄丸《はちみじおうがん》』である。疲労感、倦怠感、体力低下が強い人で、残尿感や頻尿、しびれ等「腎」の働きが低下している場合に適している。男性更年期障害の典型的なタイプと言える。

疲労感、倦怠感、体力低下、尿トラブルは同様でも手足がほてり、口渇がある人には『六味丸《ろくみがん》』の方が適している。さらに冷えや水の異常（下肢のむくみや肌の乾燥）が強い人には『牛車腎気丸《ごしゃじんきがん》』が適している。

同じ男性更年期障害であっても、症状は一人ひとり違う。その症状に応じて処方を変えていくのが漢方薬の特徴である。

【例2】老け込んだ感覚は少ないのに、肉体的疲れがいつまでもとれないという場合

例1にくらべて、老化の要素は少ない、肉体的疲労が目立つ男性更年期障害の場合。「年齢のせいかな？」と言いながらも、年齢に伴う内科的な病気を心配するようなタイプ、もしくは、栄養ドリンクを飲みたくなるような肉体的疲労の場合は補気剤《ほきざい》を中心に処方する。

補気剤とは、前述のように人間が生きていくために外部から食物等によって得る生命エネルギーである「後天の気」の取り込みを促進し、気の働きを増強するタイプの漢方薬の総称だ。五臓でいうと「脾」を助ける働きを持っている。

この場合の基本的な処方は『四君子湯《しくんしとう》』である。この薬は胃腸からの栄養の取り込みを促進し、後天の気を増やす働きを持っている。

同様に胃腸からエネルギーを取り込む必要があっても、食欲がなく、胃腸の働きそのものが低下している、みぞおちのつかえや胃腸痞があるタイプには『六君子湯』を処方する。また同じ食欲不振や胃腸の働きの低下でも、疲労感が強いタイプ、疲労からくる胃腸障害が強いタイプには『補中益気湯《ほちゅうえっきとう》』が適している。

これらの漢方に共通している成分は朝鮮人参である。人参は男性更年期障害に対する治療効果が高い。サプリメントとしての朝鮮人参も有効だ。

以上が男性更年期障害の病態の中心である「腎」(先天の気)と「脾」(後天の気)を助けるものであるとしたら、次に紹介する漢方薬は、イライラやうつ症状、不眠や不安など主に精神症状に効果を発揮する。

うつ症状やイライラ等の精神症状に処方

多忙・過労・ストレスが強い等でイライラする症状が強い人に適しているのが『柴胡加竜骨牡蛎湯《さいこかりゅうこつぼれいとう》』。精神症状が外に向かって爆発し、周囲の人と衝突してしまうタイプの人に適している。高血圧や動脈硬化、メタボに対しても有効である。(ちなみにこの薬の材料である竜骨とは大型哺乳類の化石。牡蛎はカキの殻、ミネラルや微量元素の宝庫である)

『抑肝散《よくかんさん》』も爆発的なイライラに効果的。即効性があるのでカッとなった時に服用してもいいし、常用しても良い。不眠にも効果があり、寝る前に服用すると心が落ち着き安眠につながる。抑肝散に熱や炎症を抑える成分を加えたのが『抑肝散加陳皮半夏《よくかんさんかちんぴはんげ》』で、イライラや不眠に効果があるだけでなく胃腸の働きを助け、イライラと不安を併せ持つ人にも効くが、抑肝散にくらべてやや速効性に劣る。

イライラが外ではなく内に向かいクヨクヨと思い悩むタイプ、うつ症状が強いタイプには『桂枝加竜骨牡蛎湯《けいしかりゅうこつぼれいとう》』。気力体力のあまりない人にも向いている。内向的で悩みを長くひきずりがちな日本人には、このタイプの薬が適している。ばく然とした不安が強く、眠れなくなるタイプには『加味帰脾湯《かみきひとう》』が適している。加味帰脾湯の症状で体力的にも疲労が募り、睡眠・覚醒のリズムが狂った場合に適しているのが『酸棗仁湯《さんそうにんとう》』。

以上はあくまでも処方の目安であり、患者さんの状況や東洋医学的診察所見などにより、異なる処方となる事もある。またこうした薬は単独で処方する事もあるし、症状に応じて複数を組み合わせて処方する事もある。

男性にも有効なプラセンタ治療

補助的な治療として私が行っている方法にプラセンタ治療がある。

プラセンタは女性の更年期障害や美容、アンチエイジングとして知られる治療だが、男性更年期障害・ＬＯＨ症候群にも非常に有効だ。

注射によるものとサプリメントがあるが、定期的な治療で男性更年期障害の症状の改善が期待できる。慢性的な疲労などには特に効果的だ。

プラセンタは体のバランスを正常な状態に保つ効果があり、長期間続けることでもより良い効果を期待できるのも特徴だ。

抗うつ剤

治療を要するうつ症状があり、漢方薬による治療のみでは不十分である場合に併用する。必要最小限の治療薬を限定的な期間投与する。

効果の高いＥＤ治療薬

ＥＤは男性更年期障害の症状の１つなので、ＬＯＨ症候群であれば男性ホルモン補充療法、そうでなければ漢方薬やサプリメントなどを使い、男性更年期障害が改善する事で治していく事ができる。

もし早急な改善が必要であれば、対症療法としてはバイアグラなどを使った薬物療法が有効だ。大方の人はＥＤ治療薬で勃起が可能になり、満足のできるセックスが可能になる。

ＥＤ治療薬の有効性は非常に高く、80％以上と言われている。この数字には、重度の疾患がある方も含まれているので、特に持病のない人なら有効率はより高く95％以上になるのではないかと推測される。

このタイプの薬は、インターネットや様々な雑誌広告でも簡単に入手できるように考えられているが、安易な入手や使用はお勧めできない。特に個人輸入で販売されているＥＤ治療薬には偽物が多く、健康被害も出ている。有効成分があてにならないだけでなく、何が混入しているかわからないのが実情だ。

そもそもこのタイプの薬は血管系に作用するので、高血圧など心血管系疾患を持っている人には注意が必要になる。こうした疾患で常用している薬がある人も要注意だ。ＥＤ治療薬を使用する場合は、やはり医師に相談してから にして頂きたい。医療機関では血圧や心電図を重視し、患者さんの体調に応じた薬を処方する。

またＥＤ治療薬は、ただ飲めばいいというものではない。服用タイミングが非常に重要であり、注意が必要だ。安心かつ良好な結果を得るためにも、医師との相談が重要である。

実際に使われる薬は現在のところ3種類。バイアグラ、レビトラ、シアリスの3つだ。それぞれに特徴があるので、医師と相談の上、適したものをお使い頂きたい。

薬による特徴を理解して使用する

バイアグラは服用後30分ほどで効き始める。体調、体質にもよるが、効果は5〜6時間ほど続く。つまり1晩限りの効果ということになるので、セックスの前に服用すればよい。

ただし食べ過ぎやアルコールを摂取すると効果が落ちる場合がある。飲みすぎはよくないのでこれは我慢して頂きたい。

副作用としては、顔のほてりや目の充血がある。程度にもよるがバイアグラを服用した人の9割は体験すると言われている。血管を広げる働きがあることから、頭痛、鼻づまり、動悸などが現れる場合がある。ほとんどは問題ないが、心配であれば医師に相談して頂きたい。

レビトラは史上2番目のＥＤ治療薬だ。成分は異なるが働きはバイアグラと同じである。服用はバイアグラよりちょっと前、セックスの約1時間前と説明される。

バイアグラと異なるのは食事やアルコールの影響を受けにくい事。ある程度はお酒を飲んだり食事をしたりしてもかまわない。ただし飲みすぎや食べ過ぎは薬の効果を落とすので、適量をこころがけたい。

最大の特徴は、効果の持続時間が5時間~10時間と長いことだ。5時間と10時間ではかなり開きがあるが、これは薬剤の容量の違いであり、必要に応じて選択できる。1晩でよければ容量の少ないものを、１日効いてほしい場合は容量の多い方を選べばよいわけだ。

効果の持続時間の最も長いのがシアリスで、最長36時間とされる。金曜の夜に飲めば日曜の昼まで効果が持続するため、ウィークエンドピルと呼ばれている。

ゆっくり長く効くことで、本人が焦りやプレッシャーを感じることなく、「そのうちできればいい」というスタンスで過ごせることから人気が高い。

バイアグラ、レビトラ、シアリス等のＥＤ治療薬は、勃起を助け、性行為を可能にする薬だ。ただし薬を飲めばペニスが勝手に勃起するわけではなく、まず本人に性的欲求があることが前提になる。それから性的刺激で脳が興奮しなければならない。その信号が神経を伝わってペニスに届いてからが薬の出番である。

多くの方が誤解しているようだが、薬はあくまで勃起を補助し助ける薬であり、興奮剤や媚薬ではない。本人が（もちろんパートナーも）その気になって初めて有効だとお考え頂きたい。逆にその気にさえなれば、こうした薬の効き目は非常に優秀だと言えるだろう。

漢方とサプリメント

日本の漢方医学は中国より8世紀に到来し、その歴史は１２００年以上になる。日本に渡ってからは日本古来の医学と融合し、独自の医学を作り上げてきた。１９７６年に保険適用が開始され、その後は医療用漢方薬として30年以上の歴史を積み重ねてきた。現在はツムラ、オースギ、クラシエ等から、約１４０種類もの効果が証明された医療用漢方薬が存在する。

医療用漢方薬の特徴は、原料の『生薬』から有効成分を壊すことなく抽出し、濃縮・乾燥させ、粉末・錠剤といった飲みやすい形態として提供されている点だ。原料から直接煮出す煎じ薬と同じ効果を、手軽に、かつ効果的に得ることができるようになった点は、素晴らしい技術革新だと言えるだろう。

近年は東洋医学への関心が世界的に高まっており、日本でもあらためて漢方の魅力と実力が認められつつあると思う。

サプリメントも、大きな目で見ればその流れの中にあると言ってさしつかえないだろう。漢方が中国、韓国、日本等の民間療法が現代医学の検証を経て認められたものだとすると、サプリメントはさらに広い世界の様々な地域の民間薬の中から発見され、研究され、利用されているものだ。

それらの原材料は漢方同様、薬草、薬木などの植物や山海の動物、あるいはミネラル豊富な鉱物、そして菌類など自然界に存在するものが多い。これが漢方ならば「生薬」「漢方薬」となるが、それ以外のものが民間薬、転じてサプリメントと我々は呼んでいるわけだ。

その種類は膨大だが、なかには西洋医学の薬とも漢方薬とも微妙に違う性質をもつものがあって非常に興味深い。

薬にはならない、薬にはカバーできない隙間に存在する素材

あまりにたくさんのサプリメントが巷にあふれているので、どれが有用で、どれがそうでないのかはわかりにくい。

例えば有名メーカーのものはどうかといえば、害はなさそうだが効き目もあまり期待できそうにない。逆に広告自体が怪しげで、おそろしくて手が出ないようなものもある。ただ私が日ごろ感じているのは、例えば「〇〇でがんが治った」とか「糖尿病が治った」等といった奇跡の薬であるかのように宣伝しているものは、まずマユツバだ。無視して頂きたいと思う。

なぜならこれまで、世界中の製薬メーカーや薬学の研究者が、既に世界中の民間薬の素材という素材を調べつくしている。私もそうした研究者に話を聞く機会があるが、「そんなものまで」「そんなところまで」と驚くような収集活動である。不治の病が治るような珠玉のシロモノを、製薬会社が見逃すはずはない。

もちろんまだまだ無限の素材が世界各地に眠っていて、ジャングルの奥地、高山の頂、孤島の洞窟、秘境という秘境は薬の候補素材を求めるハンターがつめかけている。その対極にあるのがゲノム創薬だろうか。遺伝子解析という顕微鏡の世界だけで、生命の設計図から薬を作り出そうとしている研究も盛んだ。

こうしたワールドワイドに、あるいはミクロの世界から薬の候補が生まれ、めぼしいものは研究所に確保されている。

しかしこうやって収集されたもの、構築されたものが、必ずしも薬にはならない。なぜだろう。それは、「薬効はあるが薬になりにくいもの」が少なくないからだ。限られた人にしか効かない。薬効はあるが有毒でもある。薬用成分を分離できない。大量生産ができない。コストがかかりすぎる。せちがらい話だが、ビジネスの俎上に載らないものは薬にはならない。

そしてサプリメントは、そうした創薬の隙間からこぼれおちたものだ多い。研究はされているが、薬にはならない。薬にはならないが、効き目は限定的だが、病気が治る保証はないが、何らかのユニークな働きをもっている等のものである。

様々な理由で薬にはならないが、補助的に使うと非常に役に立つものもあるのだ。

男性更年期障害とサプリメント

男性更年期障害に効くというサプリメントにも色々なものがある。その中には、性的な能力を強調したものが多いように思う。新聞、雑誌、インターネットには「何才になっても現役！」等といういさましいキャッチフレーズと共に、筋肉を強調したビジュアルが並ぶ。

残念ながら試したことがないので何ともいえないが、こうしたものを購入する人は、そっちの能力を高めたいと思っているのだろう。それだけでも心身共にきわめて若々しい、精力にあふれた男性なのではないかと思う。うつ症状の強い、気力も体力も落ち込んだ男性更年期障害とは方向性が違う気がする。

私は医療で男性更年期障害の克服を考える立場なので、性的能力ももちろん重要だが、うつを含めた全身症状を改善する方法を提案しなくてはならない。そういう角度から漢方薬を含めた医療と、補完的な方法としてサプリメントを考えている。

もちろんそれなりの科学的検証は必要だ。研究が積み重ねられ、たくさんの人の経験を通して有効性が認められたものでなければならない。

そうしたもののいくつかを3章以降で紹介してみようと思う。

第3章

自然素材の中にある男性ホルモン様成分の有用性

複合サプリメントのメリット

引き続き漢方薬の話で恐縮だが、この薬の面白い所は、その組み合わせの妙にある。例えばドクダミやショウガなど単一の物質をそのまま利用するのではなく、漢方の理論に基づいて組み合わせる事で1つの薬ができ上がる事だ。1つ1つの素材の持つ働きが積み重なって、より強力な、あるいは全く異なる作用を持つのである。

サプリメントも同様で、複数の素材を組み合わせる事で、単一の素材ではカバーしきれない働きを期待できる場合がある。

本書で紹介する「ムクナ＋トンカットアリ」の複合サプリメントも同様だ。タイ原産のムクナを中心にマレーシアのトンカットアリなど数種類の植物成分が含まれている。それぞれの成分の働きは似通っている部分もあれば、そうでない部分もある。結果、中心的な働きは強化され、その周辺に多彩な働きが付随する。

まずは中心的役割を果たすムクナについてご紹介してみよう。

ムクナ

ドーパミンの原材料Lドーパを豊富に含む天然の精力剤

古代インドの重要な薬用植物

ムクナとは東南～南アジア原産のマメ科の植物で、古代インドでは紀元前4世紀ごろから食用、医療用として広く用いられてきたという記録がある。世界3大伝統医学の1つであるアーユルヴェーダでは、「催淫剤」「老年向けの強壮剤」という記述が残っており、いわゆる精力剤として長い歴史がある事がわかる。

他にも女性の月経障害、便秘、浮腫、結核等の治療にも幅広く用いられ、様々な病気治療に利用されていたとされる。

特に興味深いのは、「ムクナはが4500年以上前に、古代インドの医師達によってパーキンソン病と思われる病気の治療に使われていた」という話だ。パーキンソン病自体は19世紀になってからパーキンソン博士によって発見され、同博士の名前がつけられたが、病気自体は太古の昔から知られている。

その病態が解明されるのは20世紀に入ってからだが、ムクナの成分Lドーパは確かにパーキンソン病に有効なのだ。その伝承が真実なら、伝統医学とは誠にあなどれないものである。

今日ムクナの成分分析が進むにつれて、古代インドの人々がこの豆を薬用植物として重要視していた理由がわかってきた。催淫剤、強壮剤という記述が目立ち、性的能力の向上ばかりが注目されるが、この植物の有用性はもっと多彩だ。

認められる食品としての高い価値

ムクナは薬用植物という特殊な位置づけだけではなく、栄養豊富な食料として広く利用されていた。しかも種子（豆）だけでなくさやもつるも茎も根も、全て栄養価が高

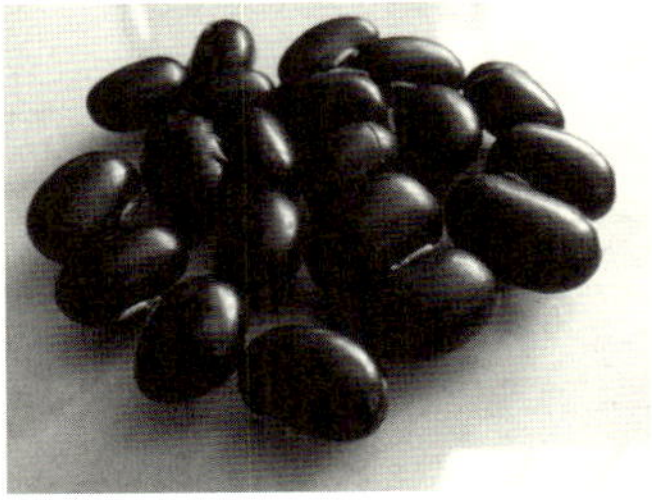
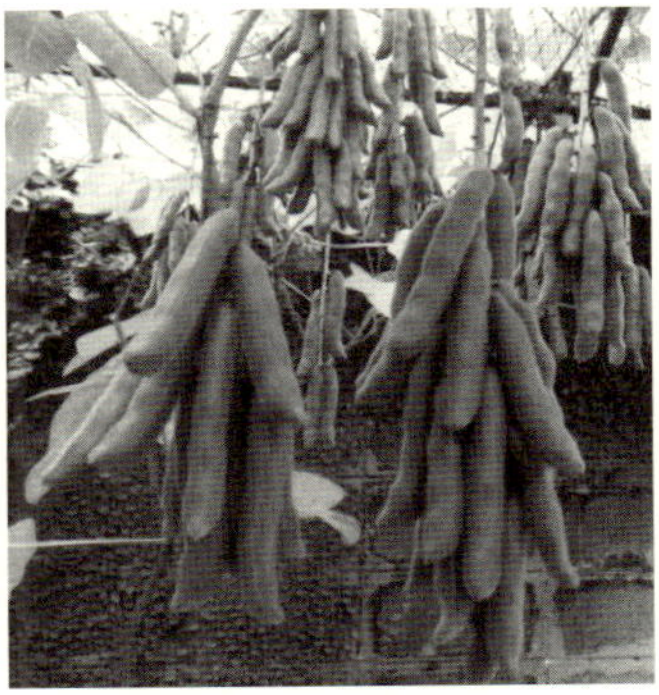

い。使い方しだいで医療用に、また食用にできる植物だったわけだ。
日本でもかつて輸入され、江戸時代頃までは西日本を中心に広く栽培されていたようだ。うまくすればたくさん収穫できる事から「八升豆」と呼ばれていたが、熱帯の植物のためか収穫までに時間がかかることから、一部の地域を除くとあまり普及しなかったようだ。
さてこのムクナ、濃いムラサキの花をつけた後に、1本の枝に大きなさやがたくさんなる。さやの中には、ソラマメによく似た大きな豆が詰まっているが、色は薄緑だけでなく、黒いものや茶色のものもある。
一見おいしそうなのだが、豆自体は非常に硬く、調理には時間がかかるという。しかし炒って粉末にすると、きな粉によく似ていて食べやすい。

日本の豆のようにおいしい食材とは言えないかもしれないが、何しろアミノ酸は種類も量も豊富で非常に栄養価が高い。上手に栽培して収穫量を高めれば、将来の食糧危機の救世主になるとする意見もあるようだ。

その栄養の中でも特筆すべきなのは、やはりＬドーパである。

ドーパミンの原材料Ｌドーパとは何か

ドーパミンに関してはご存じの方も多いだろう。脳内で働く神経伝達物質で、快楽ホルモンなどと呼ばれている。気分を高揚させ、やる気や集中力を高め、運動能力をアップさせる非常にポジティブな働きをするホルモンだ。

最近では報酬系という言葉も普通に使われている。人が欲求を満たしたときに快感がもたらされる一連の神経の働きを報酬系といい、ドーパミンがその働きを担っている。例えば「喉が乾いて（欲求）」「水を飲んだら（欲求を満たした）」「気持ちよかった（快感）」という流れである。

報酬系という事でよく引き合いに出されるのが競泳の北島康介選手だ。2004年のアテネオリンピックで優勝した時のコメント「チョー気持ちいい」。金メダルを目指して泳ぎ、優勝。最高の快感がもたらされた事をズバリ言い表している。

さてそのドーパミンは、脳の中心の脳幹にある黒質細胞という神経細胞で作られ、A9神経、A10神経と呼ばれる神経から分泌・放出されている。この量が減ると我々はやる気がなくなり、仕事も勉強もはかどらなくなる。運動能力も性的能力も下がってしまう。男性更年期障害においても、ドーパミンの低下は明らかだ。

このドーパミン、その前駆体、つまり原材料となるのがここで紹介しているLドーパである。

Lドーパは通常フェニルアラニンやチロシン等のアミノ酸から合成される。我々が食事で摂取したタンパク質が体内でいったん分解されてアミノ酸になり、それが脳に運ばれ再合成されてＬドーパになり、さらにドーパミンになる。

またドーパミンはさらにノルアドレナリンに変化し、ノルアドレナリンはアドレナリンに変化する。

Ｌドーパで脳に到達する

やる気や集中力を高めるドーパミンが不足するのなら、ドーパミンそのものを摂取すればいいはずである。ところがドーパミンは、いくら摂取しても脳には到達しない。脳内の毛細血管には「血液脳関門」という厳しい関所がたくさんあって、たとえ素晴らしい薬効成分でも、ここを通過できないものが少なくない。ドーパミンはここで「通行不可」になってしまう。

しかしドーパミンの前駆物質のＬドーパは、ここを難なく通り抜けられる。血液脳関門を通過して脳に到達しドーパミンに変わり、薬効を発揮するのである。

ちなみに医薬品にもＬドーパは存在し、前述のパーキンソン病の重要な治療薬として知られている。身内にこの病を持つ方ならご存じだろうが、パーキンソン病の原因はドーパミンの減少によるところが大きいので、不足を補うのがＬドーパ製剤だ。非常に効き目も早く、飲んで10分～15分でこわばった体が動くようになる患者さんも多い。

うつ病でもドーパミンが減少するため、Ｌドーパ製剤が処方される事もある。

このように化学薬品のＬドーパは存在するが、天然の植物成分としてのＬドーパは非常に珍しい。

またムクナは食用の豆であり、おそらく何千年も日常的に食べられてきたものなので、化学薬品につきものの副作用も考えづらい。日本で調べたところムクナに含まれるＬドーパの量は４％～６％だという。ほかはタンパク質やミネラルなので、成分分析からも安全性は確かだ。

マカの2〜4倍の必須アミノ酸やミネラルが豊富

ムクナには天然のＬドーパだけでなく、さらにその材料となるフェニルアラニンやチロシンも豊富に含まれている。つまり脳内で直接Ｌドーパを補給できるだけでなく、脳内で合成するための材料もそろっているわけだ。

他にも必須アミノ酸を含むアミノ酸の宝庫であり、含有量はマカの２〜４倍。マカは滋養強壮などで知られた有名な植物だが、確かにアミノ酸では圧倒的にムクナの方がパワフルだ。

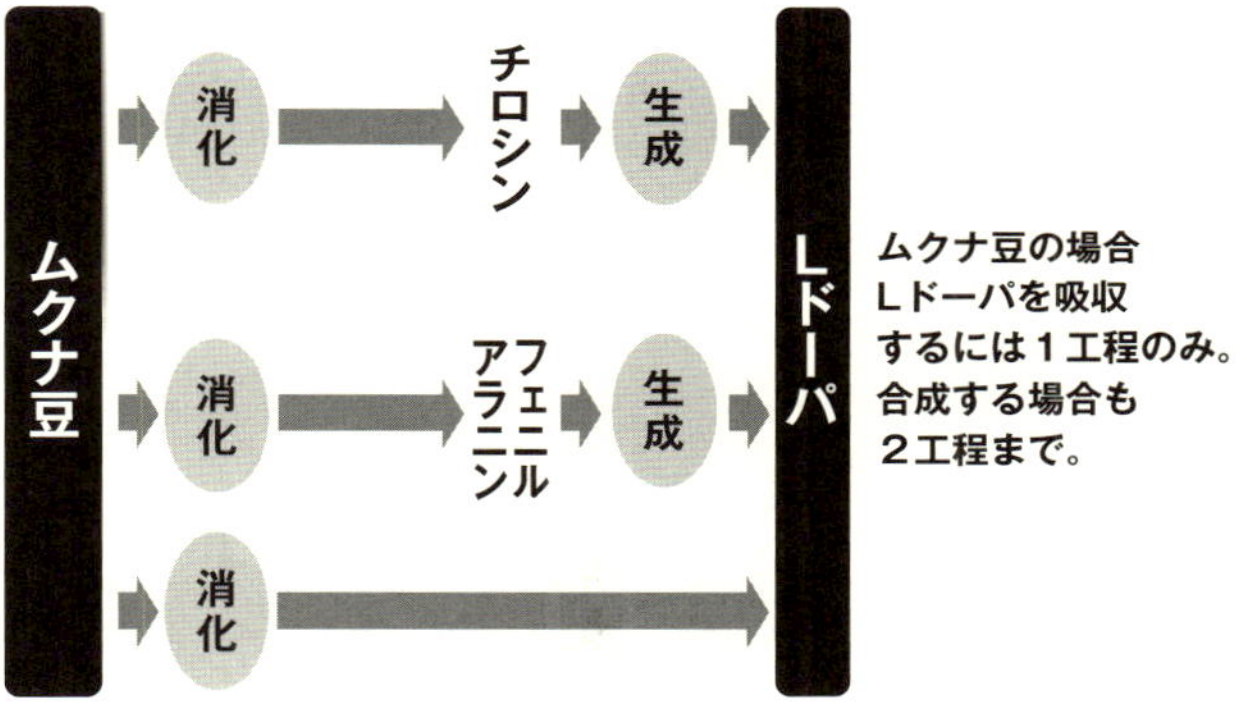

ムクナとマカ、じゃがいものアミノ酸含有量比較

食品成分	イソロイシン	ロイシン	リジン	メチオニン	フェニルアラニン	(チロシン)	トレオニン	トリプトファン	バリン	ヒスチジン
(単位) 100g 当り	mg	mg	mg	mg	mg	mg	mg	mg	mg	mg
じゃがいも	52	76	88	26	63	45	52	19	85	29
マカ	260	400	300	100	260	180	300	90	370	220
ムクナ豆	**289**	**1016**	**694**	**424**	**668**	**743**	**571**	**247**	**476**	**376**

必須アミノ酸とタンパク質

ここでアミノ酸について少しご説明しておきたい。

昨今は健康ブームというのか、一般の人々が健康や栄養、医学や科学に興味をもって情報収集している。今どき自分の体や健康をすべて人任せ、医者任せにしてはいけない。自分の体の仕組みを知り、栄養や薬が何であるのかを理解するのはとても良い事だと思う。

しかし栄養1つをとっても複雑で難解で、情報が混乱しているのがよくわかる。特にアミノ酸とタンパク質がそうだ。

まずタンパク質とは、我々の体から水分(7割)を除いた残りの6割を占める。後は脂質やミネラル。おおざっぱに言えば、我々の体は水とタンパク質でできていると言っていい。

そのタンパク質を分解するとアミノ酸の分子になる。細かい細かいアミノ酸がつながってタンパク質を合成し、合成するアミノ酸の種類によって異なるタンパク質ができ上がるという仕組みである。

我々人間の体のタンパク質をつくるために必要なアミノ酸は20種類。そのうちの11種類は我々の体内で合成することができるが、残り9種類はそれができないので、食品から摂取しなくてはならない。この「食べ物から摂取しなければならない9種類」が必須アミノ酸である。

１１７ページの表のチロシンを除いたトリプトファン、リシン、メチオニン、フェニルアラニン、トレオニン、バリン、ロイシン、イソロイシン、ヒスチジンが9種類の必須アミノ酸である。

チロシンは必須アミノ酸ではないが、不足しがちである事から、準必須アミノ酸と記述される事もある。

あらためてムクナのアミノ酸含有量を見ると、Ｌドーパの材料であるフェニルアラニンとチロシンが非常に多い事がよくわかる。

ムクナの必須アミノ酸（＋チロシン）はどんな働きをするのか

参考までにムクナに含まれる必須アミノ酸（＋チロシン）が、我々の体にとってどんな働きをするかをご紹介しておこう。

表にあるＢＣＡＡとは、バリン、ロイシン、イソロイシンの３つの必須アミノ酸の事。この３つはアミノ酸の分子のつながりの「側鎖」という部分がほぼ同じ形、つまり化学的な構造がよく似ており、他の必須アミノ酸と異なり、筋肉内で分解・代謝されるという特徴がある。そのため他のアミノ酸より早く筋肉の疲労や損傷を回復させる事ができる。

ＢＣＡＡというロゴで黒いボトルに入ったサプリメントをご覧になったことはないだろうか。通称筋トレサプリ、スポーツクラブやスポーツ用品店によく並んでいる。男性更年期障害における筋肉量の減少や疲れやすさを回復させるのに役立つ成分だと言えそうだ。

必須アミノ酸の作用

イソロイシン	BCAAのひとつで身体の成長を促し、運動中の筋肉消耗を低減する
ロイシン	BCAAのひとつで肝機能の円滑化や強化をし、筋肉のエネルギー源となる
リジン	たんぱく質やカルシウムの吸収を促進し、身体の成長に関わる
メチオニン	コレステロール値を下げたり、気分を和らげる作用がある
フェニルアラニン	神経伝達物質のノルアドレナリンとドーパミンの素になる
(チロシン)	神経伝達物質のノルアドレナリンとドーパミンの素になる ※厳密には必須アミノ酸ではない
トレオニン	成長を促進する効果があり、肝臓への脂肪の蓄積を防ぐ
トリプトファン	鎮静、催眠効果があるセロトニンの原材料になる
バリン	BCAAのひとつで筋肉のエネルギー源となる
ヒスチジン	成長期、神経に働きかけ、子どもの成長に不可欠な成分

この表の中で今特に注目されているものにトリプトファンがある。この物質は単体でも沈静効果、催眠効果があるのだが、脳内で癒しホルモン・セロトニンに変わる。セロトニンはその多くが腸で合成されるが、ドーパミン同様、血液脳関門を通過できない。代わりにトリプトファンが血液脳関門を通って脳に到達し、セロトニンに変わる。

ストレスの多い現代人、特に男性更年期障害の不眠やイライラ、うつ症状の改善にはとても役に立つ成分だと言える。

次にムクナに関する臨床試験をご紹介しよう。

ムクナが医療効果の高い食品として実際に食べられているインドとタイにおける研究である。

男性不妊症改善効果に関する臨床試験

インドでは古くからムクナが男性不妊症の改善に役立つとされ食べられているが、そのメカニズムの研究について行った臨床試験である。

《研究機関》
チャトラパティ・シャフジ・マハラジ大学の医科　産科、産婦人科、生化学科、泌尿器科、中央薬物研究所の内分泌科

《実施期間》
2005年1月~2007年1月
《被験者》
25歳~40歳の男性不妊症患者150人。対照群は患者集団と同じような年齢構成の健康な男性75人。
《臨床試験の経緯》
男性不妊症患者全員にムクナ粉末を1日1回5g、3か月間投与。
結果は次のグラフの通り。

①はムクナ投与後の精子濃度の変化。25人の乏精子症（精子濃度が低い）患者3か月で精子濃度は676％に増加し正常な男性と同等レベルに改善した。
②はムクナ投与後の精子の運動性の変化。25人の精子無力症（精子が動かない）患者3か月で141％の運動量増加が見られた。

① ムクナ投与後の精子濃度の変化

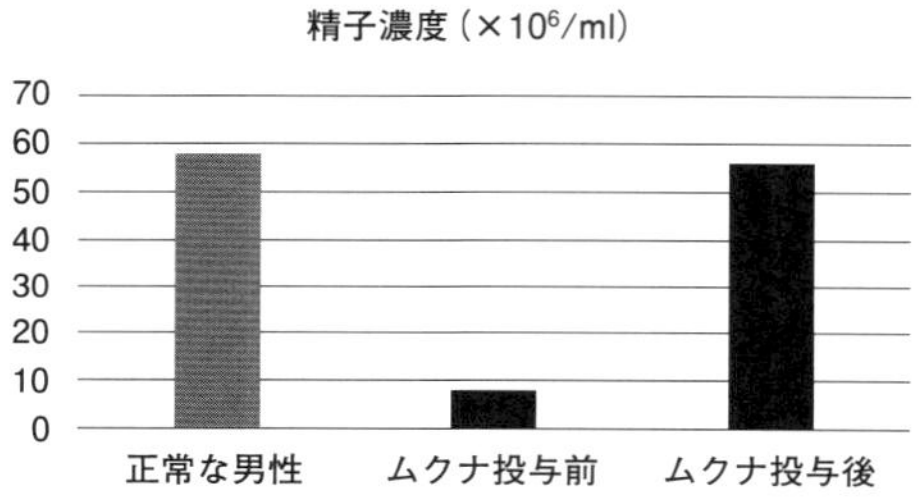

② ムクナ投与後の精子の運動量の変化

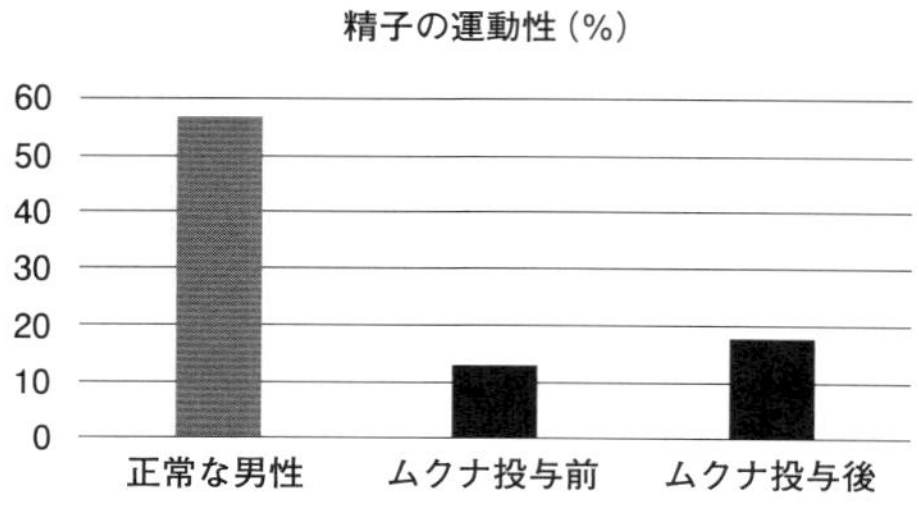

③はムクナ投与後のテストステロン濃度の変化。３か月後、１３９％増加し、正常な男性と同等レベルに改善した。

④はムクナ投与後のドーパミン濃度の変化。３か月後、１７１％増加し、正常男性と同等レベルまで改善した。

③ ムクナ投与後のテストステロン濃度の変化

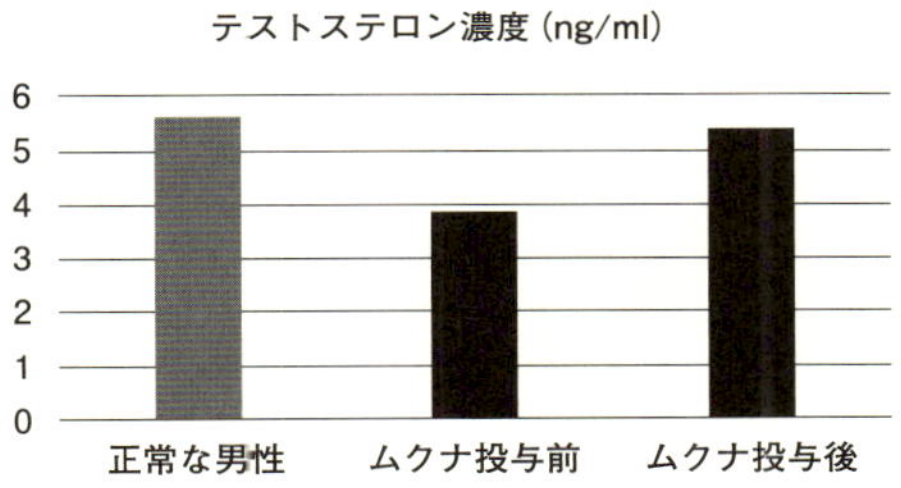

④ ムクナ投与後のドーパミン濃度の変化

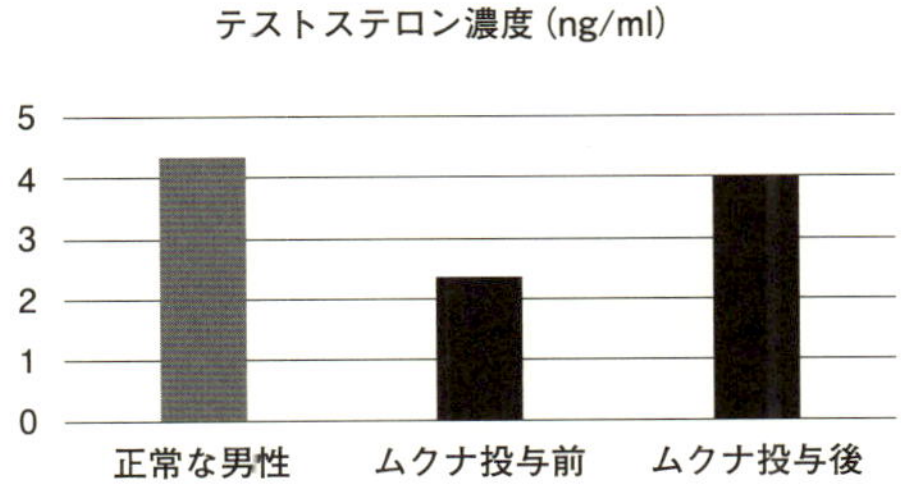

American Society for Reproductive Medicine
Volume92, Issue 6:1934-1940, Dec 2009
Mucuna pruriens improves male fertility by its action on the hypothalamus–pituitary–gonadal axis

以上のように全ての項目において改善が示され、ムクナは男性不妊症の治療に有効である事が示された。

そのメカニズムについて研究者たちは、次のように結論づけている。

男性不妊症の背景には、精子の形成障害や性欲低下をもたらすプロラクチンというホルモン分泌の上昇がある。このホルモンは本来ドーパミンによって抑制されているが、何らかの原因でドーパミンの量が少ないと上昇する。

ムクナにはドーパミンの分泌を増やし、プロラクチンの分泌を抑える働きがあるため、精子の形成や性欲が改善すると考えられる。

またドーパミン分泌が改善すると脳下垂体が活性化し、性腺刺激ホルモンの分泌が増加し、精巣からのテストステロン産生が盛んになったというものである。

不妊症の原因の48％は男性側にあると言われ、その原因の1位が乏精子症（精子が少ない）、2位が精子無力症、3位がＥＤ（勃起障害）である。この臨床試験で、3つの問題のいずれにもムクナが高い改善効果があることが示された。

男性更年期障害の場合は不妊症の問題は少ないかもしれないが、ＥＤの改善効果は非常に期待できる結果だ。またドーパミンの分泌上昇は、性欲や性機能だけでなく気力低下、うつ、イライラなどの改善が期待できると言えるだろう。

高品質のムクナはタイの国立大学で管理栽培

ムクナは東南アジア～南アジアで広く栽培されている豆だ。しかし、本書でご紹介する複合型サプリメントの素材は、必須アミノ酸などの量が豊富で高品質な豆を安定的に確保するため、タイの国立カセサート大学の管理栽培によるものに限定されているという。栽培方法は完全無農薬で、肥料はムクナのさやや茎を発酵したものを使用している。

この大学は１９４３年にタイで最初の農科大学として創立され、タイでは3番目に古い伝統ある教育機関である。13学部、大学院、研究所を持ち、学生数６万７０００人の総合大学である。

タイムズ・ハイヤー・エデュケーション（ＴＨＥ）による「世界大学ランキング２０１２」では、タイ国内で第１位、アジア全体でもトップクラスの大学・研究機関である。

権威ある研究機関の臨床試験でその作用が確かめられ、生産に関しても明確であることは利用者にとって高い安心材料といえる。

トンカットアリ

テストステロンの素DHEAの分泌を高める

LOH症候群改善効果が確かめられ研究が進む

複合サプリの成分の1つであるトンカットアリは、マレーシアの伝承薬だ。古くから滋養強壮、体力向上、性機能向上など男性の性的能力を高める事で知られる植物成分である。

マレーシアだけでなくベトナム、タイ、インドネシア、フィリピン等の地域では、マラリアや腫瘍、疲労、不安神経症等の効果があるとして民間医療に広く使われてきたという歴史がある。

男性だけでなく女性の性的能力も高めるとして、近年は科学的な研究分析や動物、ヒトに対する試験も多く行われるようになった。ヒト（男性）に対する臨床試験で、テストステロンの分泌増大とＬＯＨ症候群の改善が認められている。これに関する研究報告は後に紹介する。

結論を先に述べると、トンカットアリには多種多彩な生理活性物質が含まれているが、特に興味深いのは天然のＤＨＥＡ（性ホルモン前駆物質）の産生を促すユーリペプチドだろう。

この物質は性ホルモン低下による様々な疾患や健康問題の改善が期待でき、アンチエイジング効果もある。効能として感染症から精神疾患、腫瘍、疲労等、一見バラバラの病気や問題を改善するのは、性ホルモンの回復によるものと考えればおかしくはない。そしてその効果は男女問わない。

自国産の薬効植物の価値に着目したマレーシア政府は、２０００年、マレーシア森林研究所プログラムを通して、マサチューセッツ工科大学（ＭＩＴ）と初のパートナーシップを結び、トンカットアリの研究を開始。臨床試験を基に、２００６年米国特許、２００７年ＥＵ特許を取得している。

生薬としてのトンカットアリは、朝鮮人参や田七人参、西洋人参等と同じ薬用人参の一種である。薬用人参はジンセノサイドと呼ばれるサポニンが多い事が共通項だが、その種類は膨大であり、効能も多彩だ。

熱帯雨林に自生するマレーシアの伝承薬

トンカットアリがどんな植物なのか簡単に説明しよう。

まずこの植物はマレーシアのあるマレー半島、インドシナ半島、スマトラ島、ボルネオ島等の熱帯雨林に自生するニガキ科の大木で、その根っこが伝承薬として古くから利用されてきた。成長が遅く栽培も難しいので、現在のところ薬用としての利用は天然野生のもののみと言われている。

トンカットアリという奇妙な名称は、昆虫の蟻とは無関係で、「古代イスラムの戦士アリ（Ali）を支える杖」という意味なのだそうだ。そういえば亡くなったボクサーのモハメド・アリもイスラム教徒だった。

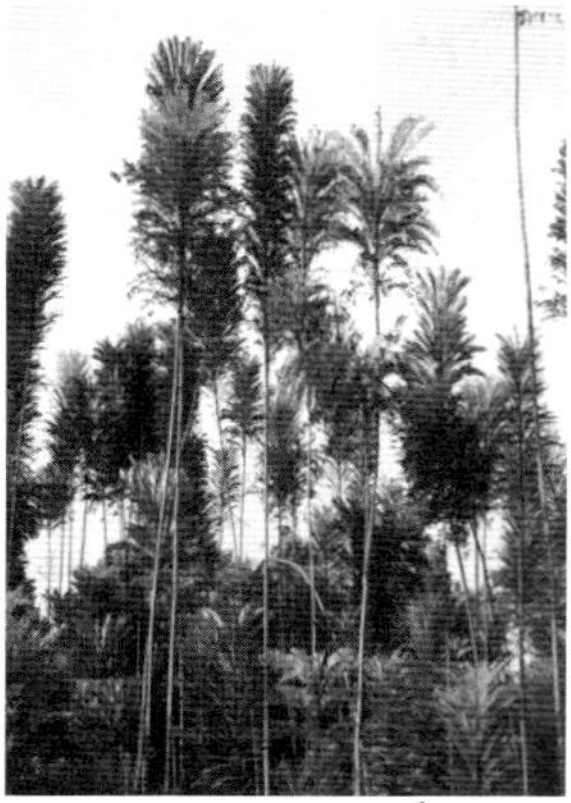

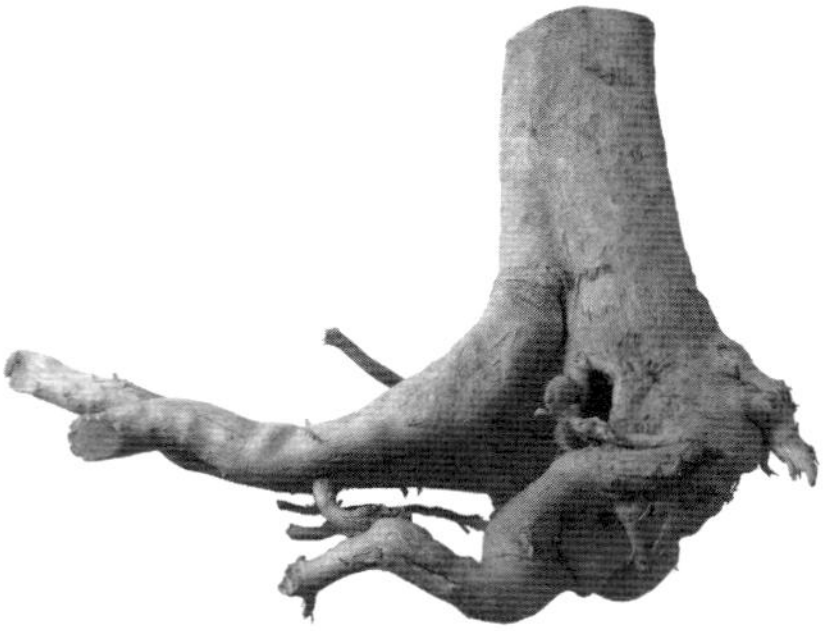

トンカットアリそのものは非常に苦く食用には適さないが、マレーシアにはこの成分を含有したジュースやコーヒーが栄養ドリンクとして売られているようだ。またこの苦み成分こそ高い薬効を持っている。
薬用成分はグリコサポニン、ユーリペプチド、アルカロイド、カッシノイド、ステロール、テルペノイド等で、いかにも薬用人参らしい成分だと思う。

テストステロンの素 DHEA（デヒドロエピアンドロステロン）の産生を促進

トンカットアリに含まれるもののうち、最も注目すべきなのはユーリペプチドと言われる生理活性物質だろう。このペプチドは体内である種の酵素を活性化させ、デヒドロエピアンドロステロン（DHEA）をたくさん産生させる。他にもプロゲステロン、アンドロステジオン等の産生を促進させる。（これらは性ホルモンの仲間）

DHEAがアンドロステジオンを経てテストステロンに変わる経路はわかっており、これまでの研究で、ユーリペプチドがテストステロンの増加を促進する事が確認されている。

DHEAはテストステロン（男性ホルモン）だけでなく、エストロゲンやプロゲステロンなどの女性ホルモン系を含む多様なものの素になるため、通称「マザーホルモン」等とも呼ばれている。欧米を中心に注目度も人気も高い。

DHEAはヒトの体内では主に副腎皮質から分泌されている。副腎皮質とは、2つある腎臓の上に、それぞれちょこんと載っている副腎の皮状の臓器だ。重さ5ｇくらいの小さな臓器のさらに皮部分なので量的には本当にわずかだが、コルチゾールやＤＨＥＡなど重要なホルモンを分泌する重要な臓器である。

そのＤＨＥＡはテストステロンやエストロゲン等のホルモンになるだけでなく、そのもの自体が様々な働きを持っており、特に高い抗酸化作用が注目された。

抗酸化作用といえばアンチエイジングである。特にこの物質は脂質の酸化を抑制する事から、紫外線から肌を守り、皮膚の細胞の再生を促す等、美肌効果、美容効果が期待されていたと記憶している。

加齢と共に減少するＤＨＥＡを補う

ＤＨＥＡの働きを簡単に説明すると、まずテストステロン等の性ホルモンの材料になる事が挙げられる。女性ホルモンも同様である。

ほかには前述の抗酸化作用。脂質の分解を促進し、血管に付着したコレステロールを分解して動脈硬化を防ぐ。ひいては脳血管障害や心疾患障害など命に関わる病気を予防する。同様に血管や血液の酸化を防いで脂質異常症や糖尿病を予防改善する。また免疫細胞を強化して免疫力を高める。さらに記憶力の維持や骨密度の維持など八面六臂の働きをしていると考えられるのだ。

しかしそんなＤＨＥＡも、残念ながら加齢と共に分泌量が減ってくる。女性は20代から、男性は40代から減少していくと考えられている。すると男性の場合、必然的にテストステロン生成も減少し、男性更年期障害、ＬＯＨ症候群になりやすくなるわけだ。

男性更年期障害、ＬＯＨ症候群の症状は第1章で述べた通り、うつや不眠、疲労、イライラ、性機能の低下、筋肉量の減少など様々な症状が現れる。これらはテストステロンの減少が原因と考えられているが、遡るとＤＨＥＡの減少も大きな原因の1つだと言えるだろう。

そこでトンカットアリのような物質で減少しつつあるＤＨＥＡの分泌を促す事ができれば、テストステロンも増加し、様々な症状を抑える事ができるはずだ。

ストレスホルモンから体を守る

ＤＨＥＡの働きをもう１つつけ加えよう。

ＤＨＥＡは副腎皮質から分泌されているが、同じ臓器から分泌されている物質にコルチゾールというホルモンがある。よく知られた〝ストレスホルモン〟である。

コルチゾールは、我々が強いストレスにさらされると分泌されるので、困ったホルモン、迷惑なホルモンだと思っている人が少なくない。すなわち、血中コルチゾールが高いと良くないと思われている。このあたり世間一般に誤解が多い。

しかしコルチゾールは、本来はストレスから体を守る働きをしている。ストレスに加担して炎症をまき散らす悪玉ホルモンではなく、逆にストレスから我々を守るべく闘ってくれている善玉ホルモンなのである。

過労が続き、疲労がたまり、強いストレスが長く続くと、これに対抗するため副腎皮質からコルチゾールが分泌される。強いストレスが続けばコルチゾールは大量に分泌され続ける。これが続くとコルチゾールの供給が消費に追いつかなくなる。そうなるとストレスから身を守るものがなくなり、強い疲労感や倦怠感、うつ症状などが進行してしまう。その時のコルチゾール値は異常低値を示すのだ。

コルチゾールの多量の分泌は他にも悩ましい問題がある。コルチゾールには、交感神経を刺激して血圧や血糖値を上げる作用があるので、高血圧や糖尿病の発症を誘発する可能性がある。また、活性酸素を産生するため、体の酸化＝老化の原因となってしまう。

こうしたコルチゾールの負の作用をくい止めるのが、同じ副腎皮質をもとにするDHEAである。DHEAとコルチゾールはストレスに対して同時に分泌され、コルチゾールによる過剰な活性酸素の放出をDHEAが抑制している。DHEAが不足すると、ストレスに対するDHEAの直接効果が減少するだけでなく、コルチゾールの負の作用が出てくるようになる。

そのようにDHEAが不足する場合は、外からDHEAを補うという方法が考えられるが、サプリメントとしてのDHEAに関しては、私は少々懐疑的である。ストレス下においては、ＤＨＥＡを含め様々な物質が不足している状態が予想される。その場合、ＤＨＥＡだけを一点豪華主義的に補充するよりも、ＤＨＥＡを含む様々な周辺物質の分泌を促す生薬系のものの方が安全性も高く、働きも自然なのではないだろうか。

90％以上のＬＯＨ症候群患者がテストステロン正常値に
（臨床試験によるテストステロン増加を確認）

トンカットアリの働きの中で、最も注目されているのはやはりテストステロンの増加である。昔から滋養強壮剤、精力剤として知られてきた植物だが、今日では科学的な研究分析が進み、薬効の秘密が徐々に解き明かされている。

まずここではトンカットアリが、男性のテストステロンを増加させるかどうかという基本的な臨床試験をご紹介しよう。

まずマレーシアでＬＯＨ症候群の患者76人（マレー系64人、インド系９人、中国系３人）を対象に、トンカットアリの水溶性エキス１日２００mgを４週間にわたって投与し、テストステロン値の変化を調べた臨床試験だ。実施は２０１１年。

投与前の患者のテストステロン濃度の平均値は５・９９nmol/l以下、正常値は６・００～３０・０nmol/lなので低値である。

４週間後、患者のテストステロン濃度は高まり、平均値は正常の範囲内にある。正常になったのは76人中69人と90・８％になり、ほとんどの患者が正常値になった事がわかる。

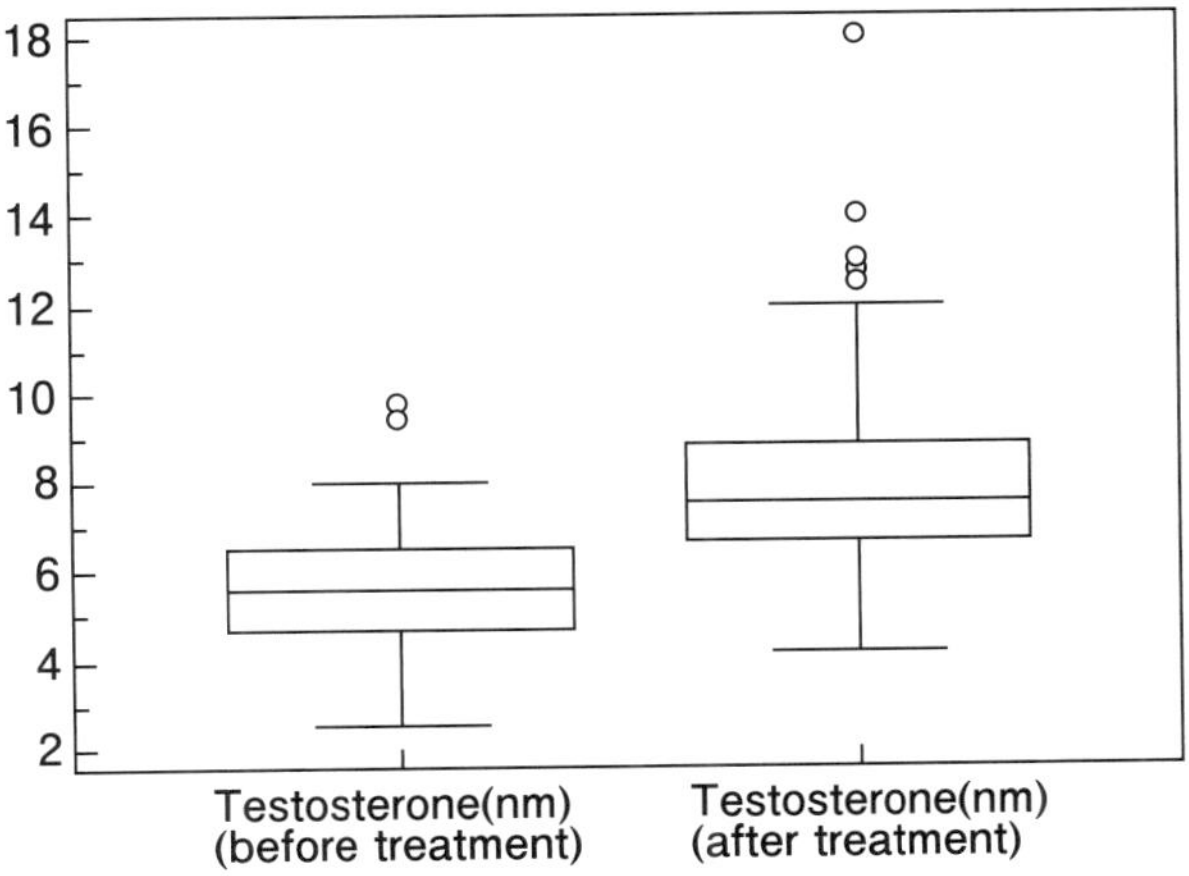

70％以上の患者のＬＯＨ症候群の自覚症状が消失

同じ臨床試験で、参加した患者76人のＬＯＨ症候群の自覚症状がどのように変わったかがＡＭＳスコアで調べられている。これは第1章でも紹介したように、患者さんが心身にどのような症状を抱えているかを知るための調査である。

こちらはテストステロンと逆で、低下していれば改善を意味している。

トンカットアリエキスを投与して4週間後、多くの患者さんの自覚症状が改善して

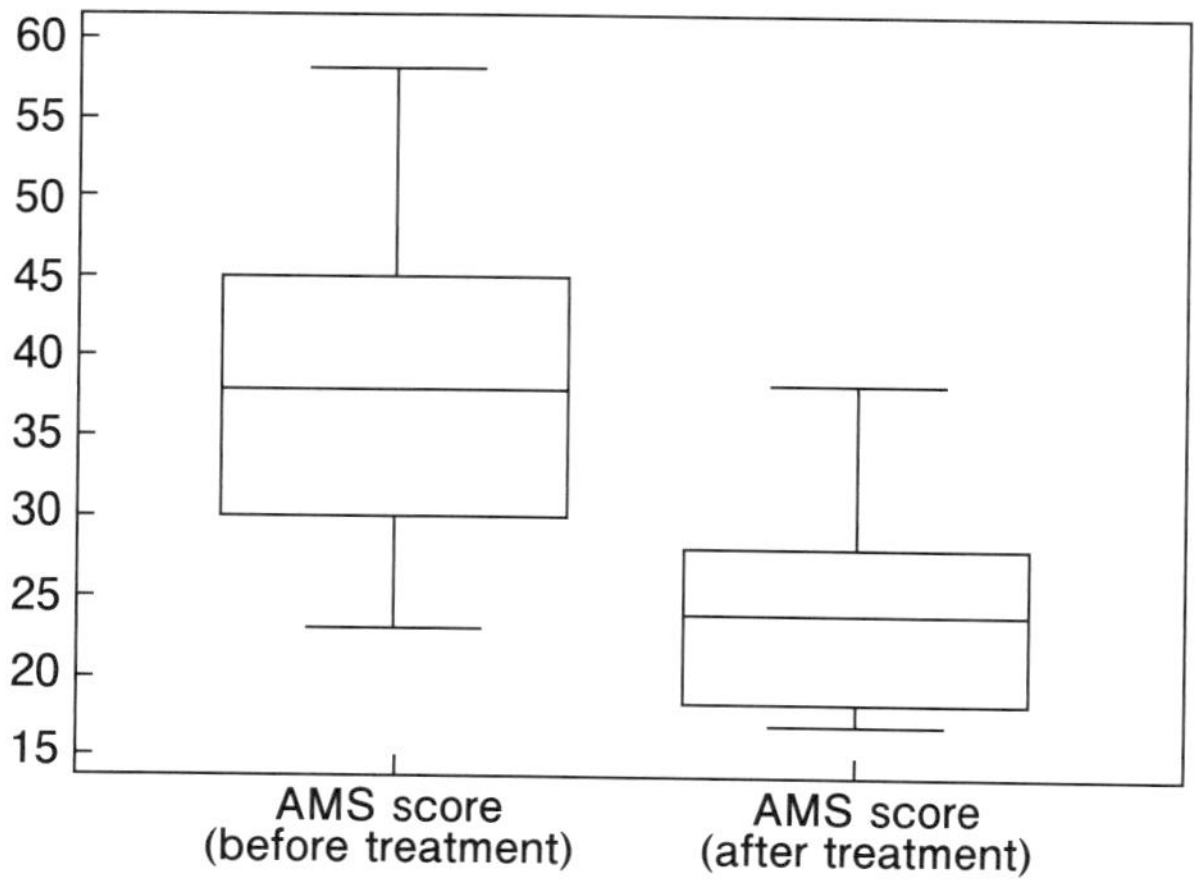

いる事がわかる。具体的には参加者76人のうち、投与前は43名（56・8％）が中から重度の不調を感じていた。投与後は76人のうち54人が「不調がなくなった」としており、70・3％が全面的に回復している事がわかる。

出典 Tambi MI, Imran MK, Henkel RR (Jun 15, 2011). Standardised water-soluble extract of Eurycoma longifolia (Tongkat ali), as testosterone booster for managing men with late-onset hypogonadism

EDの改善をヒトでの臨床試験で確認

男性更年期障害の症状の1つである性的能力の低下に対しても、トンカットアリは有効であることが動物実験とヒトでの臨床試験で確かめられている。実際の研究や試験の詳細は省かせて頂くが、次のようなヒトを対象とした臨床試験がある事を概略で紹介しておこう。

マサチューセッツ工科大学（MIIT）とマレーシア政府との間で実施された２００６年の共同研究では、テストステロン値と精子運動能を改善するトンカットアリ根水抽出物由来のペプチドが実際に発見された。

これらはさらにヒトでの試験で確認され、精液量、精子濃度・運動能および正常精子の割合の増加が認められた。

勃起機能の改善も認められている。

軽度の勃起不全を認める35歳から55歳までの男性を対象に行った12週間の臨床試験で、性欲、性的満足度、性交頻度および勃起硬度の上昇が確認されている。

実際に、勃起硬度スケール（Erection Hardness Scale）、男性の性の健康に関する調査（Sexual Health Inventory for Males）、およびＡＭＳスコア（Ageing Males-Symptom Score）の改善が認められている。

これらの作用は本質的に、テストステロン値の改善とテストステロン産生を刺激するトンカットアリ根抽出物の能力に起因している。

筋肉増強作用をプラセボ（偽薬）との比較で証明

男性ホルモン・テストステロンには、筋肉を増強し、肥満を防ぐ働きがある。中高年になって内臓にも皮下にも脂肪がつき、メタボリックシンドロームになりやすくなるのはテストステロンが減少する事にも起因する。

トンカットアリはテストステロンの分泌を高める事で、筋肉を増やし脂肪を減少させる事が臨床試験で確かめられている。概要は次の通り。

Dr. Sareenaらマレーシア大学スポーツ科学部は、2000年に次のような試験を行った。

26歳から32歳までの14人の男性を7人ずつ2つのグループに分け、一方にはトンカットアリ水溶性パウダーを毎日100mg摂取させ、一方は偽薬（プラセボ、薬理効果なし）を摂取させ、8週間の集中的トレーニングを行った。

８週間後、全員の皮下脂肪、上腕周長、上肢の筋力、二頭筋のＥＭＧ（筋電図検査）を行った

結果、トンカットアリを摂取したグループは、除脂肪体重が増大、体脂肪率が減少、上腕周長が増大、筋電図による数値も増大していた。

偽薬グループは、体脂肪率がわずかに減少、筋力もわずかに上昇していたが、他にはほとんど変化がなかった。

この事からトンカットアリは、筋肉を増やし、体脂肪を減らし、筋力や筋肉の神経伝達能力を高める事が示唆された。

骨粗鬆症予防、疲労回復、血糖降下作用などを確認

男性更年期障害、ＬＯＨ症候群では、テストステロン減少による骨量の減少、骨粗鬆症の発症が起こる事がある。これに対してもトンカットアリは、骨カルシウム喪失

防止、骨芽細胞の増殖等を促し、骨粗鬆症の予防や進行を抑止する可能性が示唆されている。

他にもヒトに対するストレス軽減作用、スポーツ選手を対象にした運動負荷試験による疲労回復作用、ラットを使った動物実験で血糖降下作用など様々な働きが確認されている。

副作用の少ない男性更年期障害、ＬＯＨ症候群の改善

トンカットアリの生産地の研究者たちは、この物質の持つ多彩な効果を解き明かし、男性更年期障害、ＬＯＨ症候群への治療の優位性を述べている。それはテストステロン補充療法よりはるかに安全で効果的だというものだ。

第２章で詳しくご説明したが、確かにテストステロン補充療法には、多血症や睡眠時無呼吸症候群の悪化等のリスクがあり、どんな人にでも安全で有効だとは言い難い。

もちろん事前、あるいは治療途中の健康チェックでそうしたリスクは回避されているが、それでも100%ではない。

私は万全のチェックを行った上でのテストステロン補充療法は有効だし、安全性も高いと考えているが、漢方を含めてこうした自然の生薬、サプリメントも非常に魅力的だし有用だと思っている。

そして実際に治療を受ける人に、本人の希望や意思を尊重して、治療法を選択していく方法をとっている。

また男性更年期障害、LOH症候群の予備軍、病院で治療を受けるほどではない人、それと思しい症状を抱えている人には、サプリメントも有効ではないかと思っている。最近はここで紹介している複合型サプリメントのように、単一成分ではない、いくつかの素材を組み合わせた、まるで漢方薬のような複合サプリメントも多数登場している。

アメリカ人参

鎮静作用、抗酸化作用がストレスの多い現代人に最適

男性更年期障害に有効なサプリメントの第3の成分はアメリカ人参である。朝鮮人参や田七人参は知っていても、アメリカ人参は知らないという人が多いのではないだろうか。アメリカ人参はその名の通り北アメリカ産の薬用人参で、様々な薬理作用を持つ植物だ。多くの伝承薬がそうであるように、この素材も北米原住民が頭痛や発熱、風邪、ストレスなど様々な病気や、体調不良の改善に使ってきた歴史がある。

薬用人参といっても種類によって性質が異なる。アメリカ人参は漢方でいう「涼」という性質を持ち、興奮や熱を抑える働きがある。これに対して朝鮮人参は「温」の性質で、体を温め、エネルギーを満たし、気分を高める。

ストレスの多い現代人にとっては、ストレスを解消し、疲労を回復し、傷ついた心身を癒すという観点からは、「涼」のアメリカ人参がふさわしいと考える。

前述のムクナやトンカットアリがテストステロン分泌を促し、男性更年期障害の本質的な部分に作用するとしたら、アメリカ人参は様々な周辺症状を改善し、テストステロン低下がもたらす重症化のデフレスパイラルを1つ1つ断ち切る働きが期待できる。

特にほてりやのぼせ、大汗、動悸といった症状をすみやかに治める働きは、アメリカ人参の「涼」の性質が適している。

この複合サプリメントには含まれていないが、今述べた朝鮮人参を併用してもかまわない。エネルギーを満たし、気分を高める「温」の性質も消化器系の力を高め、気＝生命エネルギーを高めるという観点から有用だと思う。

鎮静効果の高いジンセノサイド「Rb1」

薬用人参に特徴的な薬理成分にジンセノサイドがある。これはサポニンと呼ばれる植物の成分の一種で、数種類の系統があり30種類以上あるうちの1つだ。

アメリカ人参も様々なジンセノサイドを含有しているのだが、特に「Rb1」というジンセノサイドが豊富なのが特徴だ。これが中枢神経の興奮を抑え、緊張緩和、リラックス効果等を発揮すると考えられている。

この働きを体にあてはめると、不眠の解消、疲労回復、ストレス解消、血糖値の上昇抑制、高血圧の改善など過剰なものを抑える効果になる。

アメリカ人参の薬理効果を検証する臨床試験でも、この物質は健常者と2型糖尿病患者の血糖値の上昇をゆるやかにする事が確かめられている。またその働きはあくまで「ゆるやか」で、医薬品のように低血糖を心配しなくてよいのが特長であり魅力だろう。

高い抗酸化力で細胞の損傷を軽減し回復を助ける

アメリカ人参には高い抗酸化力があり、活性酸素を除去し、炎症を抑える働きがある事が確かめられている。

ラットを使った実験では、アメリカ人参を飼料にする事で、心臓や足の筋肉に発生する活性酸素の量が減少し、抗酸化酵素ＳＯＤは増加した事が報告されている。また心臓と足の筋肉のタンパク質の酸化も抑制された事から、アメリカ人参には細胞の損傷を抑制し、組織を保護する働きがあると考えられる。

また同じくラットを使った実験で、前述のＲｂ１の中枢神経鎮静作用と、抗酸化作用の相乗効果で、脳神経の損傷が抑えられ、記憶力や認知機能が向上する可能性が示唆されている。

他にもインスリン感受性の向上、肥満抑制、乳がんや前立腺がんの増殖抑制、肥満の抑制など様々な働きが見いだされている。

これらはほぼ全てアメリカ人参のジンセノイドの薬理効果である。今後研究が進めば、アメリカ人参の有用性がさらに確かになっていくと思われる。男性更年期障害、LOH症候群に対しても同様で、期待が高まっている。

ガラナ

天然カフェインの覚醒作用と滋養強壮作用

ブラジル原産の果実ガラナは、日本でも北海道等一部の地域でよく知られている。コーラに似た甘い炭酸飲料の材料であり、名称もガラナである。かつて関西や九州でも炭酸飲料として流通していたらしい。

その薬理作用がどの程度知られていたかは不明だが、今日ガラナといえば一種の精力剤であり、滋養強壮剤として知られる存在になっている。

有効成分はガラニンというカフェインの一種で、覚醒作用があり、頭をスッキリさせ集中力を高める働きがある。

またカフェインは交感神経を刺激するので、心拍数を上げ、血液循環をよくし、一時的に筋肉の働きを高める働きがある。そのため短時間の運動能力の向上が期待できる。

他にもガラナにはカテキン、コリン、サポニン、キサンチンなどの植物性の薬理成分が豊富で、疲労回復や持久力の向上、解熱鎮痛効果も報告されている。

男性更年期障害・ＬＯＨ症候群においては、うつや意欲の低下、疲労感、倦怠感といった周辺症状の改善効果を持つ。

男性にとって重要な必須微量元素セレン

人間の生命維持に欠かせない元素を必須元素という。その中で、必要量はごく僅かだが欠乏すると生命維持・発育・生殖に支障をきたす物質が『必須微量元素』だ。これはいわば人体のレアアースである。

その1つであるセレン（セレニウム）は、その重要性が近年明らかになってきた。セレンは亜鉛やビタミンEとともに、体の抗酸化作用に重要な役割を果たしている。中でも体の中で産生された活性酸素を積極的に除去する事により、ビタミンEの実に50～100倍の抗酸化作用を持つといわれている。

体を酸化させてしまう活性酸素は、皮膚や血管、筋肉、内臓、目などあらゆる臓器の劣化、老化を進めてしまう。これを除去することはアンチエイジングにつながる。

他にもセレンは、がんの発生・転移の抑制、うっ血性心不全や心筋梗塞、脳血管障害の予防、体内の有害ミネラル（水銀など）に対するデトックス効果等が知られる。

また女性の月経リズムや生殖活動を助ける、女性更年期障害の症状を緩和する、胃腸機能に良いとされている。

しかしセレンは、男性にとって女性以上に有用な物質なのである。セレンは、男性の精巣発達を促し、男性ホルモンの分泌レベルを増大させる。また精子の形成、運動性などに関与する。

逆にセレン不足は男性不妊症の原因の1つとなり、同じ必須微量元素である鉄、亜鉛、銅、ヨウ素、マンガン、モリブデン、クロム、コバルトの不足と共に男性更年期障害の原因となり得る。必要量のセレンの摂取は、LOH症候群の予防・治療にも効果があるのである。

ごく微量でも不足すると男性更年期障害、LOH症候群を悪化させる

セレンに次いで男性にとって重要な必須微量元素は亜鉛だろう。亜鉛は前立腺と精液に多く存在し、不足すると精子の産生量、運動能に影響する。またテストステロンの合成にも関わっていて、不足すると性欲や性機能が低下し、EDにもなりかねない。そのためアメリカでは亜鉛をセックスミネラルと呼び、男性は最も意識する栄養素だという。

他にも亜鉛は細胞分裂や新陳代謝、組織の損傷の修復、免疫機能など様々な生命活動に関わっている。ごく微量（全身で約2g）ではあっても、なくてはならない存在なのである。

男性更年期障害の改善に必要な必須微量元素をもう1つ挙げるならマンガンである。マンガンは亜鉛同様、テストステロンの合成に不可欠であり、不足するとEDの原因になる可能性がある。

またマンガンは全身の組織に存在しているので、不足すると性機能の低下だけでなく、骨粗鬆症、抜け毛、もの忘れ、高血圧、高血糖（糖尿病）等、様々な病気のリスクにつながるので要注意だ。

第4章

複合サプリメントで
ＬＯＨ症候群の改善がみられた症例

本章では私のクリニックを受診した患者さんの症例をご紹介する。

読んで頂くとわかるように、まだ若い方や、ついこの間まで猛烈に仕事をこなしていたのに急にできなくなったという人も少なくない。男性更年期障害、ＬＯＨ症候群になるには早すぎる気がするという人たちである。このようなケースでは、仕事のストレスや不適切な食事、不規則な生活など様々な要因でテストステロンが低下し、心身の症状を抱えるに至ったと考えられる。

治療法は人それぞれだ。診断においてフリーテストステロン等の検査は必ず行うが、その結果ＬＯＨ症候群と診断された場合でも、必ずテストステロン補充療法を行うとは限らない。もちろんホルモン補充の注射による治療法は標準治療なのだが、注射による治療は通院でしか行えない。そのため、定期的に通院が困難な人には行いにくいという欠点がある。特に遠方から来院する方にはホルモン注射は現実的には不可能である。現に静岡、神戸、北海道、上海、シンガポールなどから来院する方もいらっしゃるのだ。

第２章でも述べたが、患者さん一人ひとりに最適な治療を行うために、検査結果や患者さんの社会的問題、家庭環境等の情報を総合してどういう治療法がふさわしいかを提案し、相談して治療を進めていく。幸いテストステロン補充療法だけでなく漢方薬、サプリメント等選択肢は複数ある。これらを組み合わせる事で治療の選択肢は広がる。

今回処方した「ムクナ＋トンカットアリ」の複合サプリメントに関しては、私の想像を上回る結果を得た。西洋薬では得られない働きがあり、心身両面に多様な効果が認められた。飲んで1～2週間後から効果を感じる人も多く、体質改善のみならず即効性という面でも有効であると考えられた。

私も患者さんたちとほぼ同じ時期に複合サプリメントを飲んでいる。私自身はＬＯＨ症候群ではないのだが、複合サプリメントの成分からして幾ばくかの健康効果を予想していた。結果は、持病の喘息の症状が著名に改善した。ＬＯＨ症候群にも喘息にも効く、西洋薬ではありえない話である。しかし、この複合サプリメントを「生薬の集合体＝広い意味での漢方薬」と考えると納得が行く。極めて幅広い疾患に効く事は、漢方薬の最大の長所の1つであるからだ。

複合サプリメントはＬＯＨ症候群以外の方たちにも様々な効果をもたらすと考える。患者さんの飲んでみての感想からは、心身症を含む精神面に対する作用が大きい事が見てとれる。このようにＬＯＨ症候群にはもちろんだが、それ以外の方にも大きな効果がある可能性を秘めているサプリメントと言えるのではないだろうか。

テストステロン補充療法も効かなかったLOH症候群。1週間ごとに回復を感じ全てに自信をとりもどしつつある

埼玉県　杉山武夫さん（仮名）52歳　会社員

私が体に異変を感じたのは2014年11月頃の事です。ある時期から突然、常に体がだるく、訳もなくイライラし、精神的にひどく不安定になったのです。頭がぼんやりして簡単な事が覚えられず、仕事の指示もすぐ忘れてしまいました。電話をしようとしてメモを見ても、局番のたった4桁の数字が覚えられない。ひどい有様でした。私も周囲もそんな状態では仕事を続けるのは無理ではないかと思い、辞職も考えたくらいです。

不眠症もひどかった。寝てもすぐ目が覚めてしまうし、満足に眠れない日が何日も続きました。そのせいか日中、めまいやふらつきは前触れもなく襲ってきました。一度電車のホームで気を失った事があり、1つ間違えば死んでいたかもしれません。

もちろん何度も病院に行きました。内科や心療内科など色々なところで診てもらいましたが、ほとんどが異常なし。心療内科では「うつ病」と言われました。納得できず、インターネットで調べていて、ひょっとしたらと思ったのが男性更年期障害です。男でも更年期があるのかと思いましたが、全身症状が私の体調そのものだったのです。でも診療できる病院はなかなかみつからず、検索してたどり着いたのが代官山パークサイドクリニックでした。

そこでいくつか検査を受け、やはりフリーテストステロンが若干低下している事がわかりました。基準値は8・5以上でしたが私は8・0。それほど低くはありませんが、男性更年期障害のＬＯＨ症候群という診断です。それまでどんな病院でもわからなかったのに、ここでは一発で判明したわけです。

岡宮先生の見立てはこうです。こうした全身病は万人に共通な基準値だけではなく、個人の体の中のテストステロンの変動が体調を左右する可能性がある。ずっと高めだったフリーテストステロンが突然低くなると、それが基準値内であっても本人が受けるダメージは大きくなるのではないかというものです。確かに私も以前はとても元気で、測ってはいませんがテストステロン高めのタイプだったと思います。

検査の数値的にはそれほど重症ではありませんが、岡宮先生と相談して男性ホルモン（テストステロン）補充療法を受ける事になりました。月に1～2回注射をして1クール約10か月続けました。が、残念ながら効果はありませんでした。その後プラセンタ療法を受けました。これはなかなか良かったのですが、時間がたつにつれて元に戻ってしまいました。

その後、岡宮先生の勧めで飲み始めたのが「ムクナ＋トンカットアリ」の複合サプリメントです。

これは私にはバッチリでした。飲み始めて1週間、体も気持ちも少し軽くなるのを感じました。2週間後、さらに気持ちが落ち着き体調もよくなってきました。4週間後にはさらに心身ともに安定してきました。

睡眠もとれるようになり、たまに深夜目が覚めても不安になる事がありません。朝にはちゃんと目が覚めるし、睡眠と覚醒のリズムがついてきたようです。

仕事も順調です。一時は不安が強くて何一つ前向きに取り組めなかった。スタートするのがこわかった。今はいつでも「はい、スタート」という感じで始められます。

他にもＥＤ症状がありました。突然セックスができなくなった。本当にある日突然できなくなったんです。何が起こったのかわからなかった。女性にはわからないかもしれませんが、男としての自信が崩壊しましたね。

今はかなりいい感じです。朝立ちというか夜中に立っている事がある。眠っている間、無意識に立つのは健康な証拠だそうです。本当に安心しました。

今考えると、私のＬＯＨ症候群は、父親の死がきっかけだったかもしれません。身内を失くしたのは初めてだったので、自分でも驚くほどショックでした。それから突然、全身がおかしくなった。回復してあらためて、健康や自分の年齢について色々考えましたね。

治療では漢方薬も飲んでいるんですが、私は複合サプリメントが効いていると思います。さらに元気になりたいので、これからも続ける予定です。

激務による若年性LOH症候群発症。複合サプリメント摂取後2週間で倦怠感が消え仕事もぐんとはかどるように

千葉県　加藤勝彦さん（仮名）41歳　ITコンサルタント

ＩＴ業界でコンサルタントをしています。この業界が非常に忙しい事は知られていますが、実際に仕事が不規則な上お定まりの長時間労働で、某広告代理店ではありませんが、いつ体を壊してもおかしくないような毎日をおくっていました。

慢性的な疲労感と共に、体調が少しずつ悪くなってゆき、２０１６年６月頃には全身の倦怠感や精神的な落ち込みがひどくなり、朝起きられない、通勤がつらい、仕事がうまくいかないなど様々な悩みを抱えるようになっていました。

何とか出勤しても、以前なら考えられないケアレスミスが増え、効率が悪い事といったらありません。こんなはずではない、こんなミスするはずがないと仕事に向かっても、何も改善しませんでした。

そんな時、ひょっとしてこれでは、と感じたのがＬＯＨ症候群です。まだ自分はそんな年ではないはずですが、若い人でもありうるとか。仕事柄、ずっとパソコン画面を見ていて、ついついＬＯＨ症候群を検索するうちリアリティが出てきました。

そこで代官山にあるクリニックを受診したところ、やはり男性ホルモンの値が低下しており、若年性ＬＯＨ症候群であることがわかりました。

しかし岡宮先生は私の年齢を考慮し、男性ホルモン補充療法ではなく漢方薬の治療を勧めてくれました。若ければ若いほど、治療開始が早ければ早いほど回復も早い。男性ホルモンも自力回復が望めるとの事でした。

使用したのは四君子湯と補中益気湯です。この薬も自分は体に合っていると思うのですが、もう1ステップ元気になりたい、ガツンとくるものがあればと思っていたところ、再びドクターが勧めてくれたのが「ムクナ＋トンカットアリ」の複合サプリメントです。

これが私にはバッチリでした。朝夕各3粒、合計1日6粒飲んでみたところ、あれほどだるかった体が軽くなってきたのです。飲み始めて2週間くらいだったと思います。その後も日一日と元気になっていきました。

2か月たつと、つらかった朝も起きられるようになり、冬の寒さや手足の冷えで悩むことがなくなりました。疲れやすさも少しずつ解消しています。本当に体がシャキっとしてきたのです。

仕事でのつまらないミスがなくなり、非常にはかどります。全てが前向きに変わってきています。

まだ検査していませんが、この感じなら男性ホルモンも基準範囲に回復し、LOH症候群も治ったのではないかと思います。早く治療してよかった。この複合サプリメントに出会えてよかったと思っています。

何年も続いた悩みから解放された。今悩んでいる人に教えてあげたい

東京都　東原 俊彦さん(仮名)65歳　小売業

現代は情報社会で、健康や医療についてもたくさんの情報があふれています。それでも自分にとって必要な情報は何か、何をどうすればよいかはわからない事が多いものです。

私が自分の体に異変を感じたのは50代前半。10年以上前になります。全身倦怠感、うつ症状、不眠、頭痛…。どこか悪い所があるのだろうと病院で検査を受けても異常なし。その都度、鎮痛剤や導眠剤等を処方されましたが、所詮は対症療法です。薬を飲まなければ何一つ改善しません。受診した医師は誰ひとり私の体調不良が何なのかわからず、「気のせいでは」という人もいました。そんな状態が5～6年も続いたのです。

その後、偶然、代官山パークサイドクリニックを知り、岡宮先生の診察を受けまし

た。先生は、丁寧に診察を行った後、私がＬＯＨ症候群である事、それがどんな病気であるのか、どんな治療が可能かを詳しく説明してくれました。

私は先生の話を聞きながら、何年も続いた苦しみが解消していくのを感じました。膨大な情報に接しながら、それまでどうすべきか全くわからなかった。ようやく自分にとって必要なものに出会ったと感じました。

私は治療法として、テストステロン（男性ホルモン）補充療法を開始し、月に２回、注射を続けました。

すると落ち込んでいたテストステロン（男性ホルモン）値が徐々に回復し、ほぼ正常値まで持ち直したのです。それに比例して倦怠感、うつ症状、頭痛、不眠といった症状も消えていきました。驚くべき変化でした。長年の悩みがなくなり、人生が変わったと言っても過言ではありません。

私はこれ幸いと治療を終了。元気になったから大丈夫だろうとやめてしまったのです。これは失敗でした。

体調回復は補充したテストステロン（男性ホルモン）の効果であり、補充を止めれば少しずつ減っていき、もとの状態に戻ってしまいます。私はまた以前の倦怠感、頭痛、うつ症状に悩まされるようになってしまいました。

そこであらためてクリニックを受診、テストステロン（男性ホルモン）補充療法を再開。再び私は元気を取り戻しました。

ただし前回と違っていたのは、新たに「ムクナ＋トンカットアリ」の複合サプリメントが追加された事です。それまであまりこうしたものには関心がありませんでしたが、飲んでみると思いのほか体調の維持によく、気力も出てきました。しばらく止めていたウォーキングや筋トレも再開し、体力、筋力共に充実して、男としての自信もついてきたのです。

さすが岡宮先生は、私にとって何が必要かよくわかっておられる。医学治療も大切ですが、通院しなくても体調と健康を維持できればそれに越した事はありません。私がまた治療を怠っても、それで元気にすごせればよいと診断されたのでしょう。

今のところ通院治療は続ける予定ですが、もし複合サプリメントだけでいいなら本当に楽です。自宅で６粒飲むだけ。副作用ゼロ。これで今の元気をキープできるならいう事ありません。少々期待しながら続けているところです。

最近、テレビ等でたまにＬＯＨ症候が取り上げられることがあります。いかに多くの人が苦しんでいるか、私にはわかります。そうした方達に、ぜひご自分の状態を掴んで頂きたい。そうして早く治療を受けてほしい。病院で治療を続けるのが難しい人も、複合サプリメントのようないいものもあるので、必ず改善し、元気を取り戻す事ができるはずです。

EDの不安を払拭。朝立ちも復活し元気を取り戻した。期待を込めて継続中

東京都　藤森　茂雄さん（仮名）40歳　会社員

昨年くらいから何となく体の感じが違う気がしていました。仕事が忙しく、年齢的にも責任が重いポジションのためかストレスが多いからかはっきりしません。気がついたら自分が全く性欲を感じなくなっていたんです。

このままではEDになってしまう、40歳でこれはおかしいと思い、代官山パークサイドドクリニックを受診しました。色々検査を受けたところ、男性ホルモン（テストステロン）が低下している事がわかりました。基準値ギリギリ、LOH症候群と言えるかどうかのボーダーラインでした。

岡宮先生と相談して、テストステロン補充療法ではなく漢方薬を試してみる事にしました。年齢的に自律回復の可能性があったからだと思います。

漢方薬を飲み始めたのは2016年の末頃からです。これも良かったと思うのですが、今年の2月末から追加で「ムクナ＋トンカットアリ」の複合サプリメントを飲み始めたところ、はっきり効果を体感する事ができました。2週間ほどで男としての本能がよみがえってきた感じ、性欲が回復してきた感じがしました。1か月間続けるとその効果はだんだんはっきりしてきて、元気に朝立ちもするようになりました。

私の場合、疲労感やうつ症状などLOH症候群の他の症状があまりなかったので、手当てが早かったのだと思います。早いうちに気がついてよかった。複合サプリメントや漢方薬で回復できたのが幸いです。

複合サプリメントは朝3粒、夜3粒、計6粒飲んでいます。とても簡単で助かります。もっと元気になるようもう少し続けたいと思います。

名峰登頂のモチベーションを維持。気力体力を高めて再挑戦するために

東京都　下田達郎（仮名）58歳　会社員

私は登山を趣味にしています。国内はもとより世界各地の名峰を制覇すべく頑張っていて、昨年もキルギス共和国のレーニン峰という7000m級の山に挑戦してきました。残念ながら悪天候のため今回は登頂を断念しましたが、いずれ再挑戦しようと思っております。

私が「ムクナ＋トンカットアリ」の複合サプリメントを飲み始めたのもこの登山に備えて、気力体力、そして登頂のモチベーションを維持するためでした。

私自身、年齢よりは元気な方かもしれませんが、7000m級の山に登るとなると覚悟がいります。準備には1年はかかります。実際の登山も何日もかけて高度に慣れながら登っていきます。頂上を極めるという強固な意志を維持しなければなりません。

ふだんの体力作りに併せて、複合サプリメントが役に立てばと思って飲み始めました。

結果、思った以上に複合サプリメントが役に立ってくれたと思います。長い準備期間、そして長い登頂の間も、気力が萎えることがありませんでした。

この状態を維持できれば、そして天候が味方をしてくれれば、次回はきっと登頂に成功すると思っています。

ふだんの生活でも複合サプリメントのおかげで疲れ知らずですね。どんなに深酒しても朝はシャキっと起きられるし、お酒が残るという事もありません。でも先日、朝方3時かそのくらいまで飲んで、帰ってちょっと寝て出勤して平気だった時には、ちょっと元気すぎるんじゃないかと逆に心配になったくらいです。

複合サプリメントは男性機能にもいいという事で、私自身はもともと心配ではありませんが、確かに効いているのかも。「朝立ち」は健康のバロメーターだそうです。そんな気がします。この年(58歳)になればそういう不安があって当たり前ですが、全く心配ないです。維持できている感じです。

ですので複合サプリメントは、やはり次の登山に備えて継続しようと思っています。

週末の疲れを感じなくなった。体力の回復を感じる

東京都　杉山光男さん（仮名）44歳　会社員

40歳を過ぎると若い頃とは違う。近年、そういう気持ちがだんだん強くなっていました。週の始めから疲れが徐々にたまっていく感じ。週末にはぐったりして朝起きるのがつらい、早く休みたくなる。無理やり起きて仕事に行っている感じでした。飲みに行く元気なんてありませんでした。

ただ土曜、日曜と休めば疲れもとれて、月曜には元気になっています。年を取れば体力が落ちるのはしかたがない。そういうものなのだと思っていました。

そんな時、「これで体調は若い頃みたいに元気になる」と知人に勧められたのが「ムクナ+トンカットアリ」の複合サプリメントでした。本当かな、マユツバじゃないの、と思いながら、知人の顔を立てて飲み始めたんですが、2週間後には体が軽くなり、

何かいつもと違う感じがしてきました。毎日6粒、朝か夜、適当に飲んでいたのですが、1か月後には週末の疲れを感じなくなり、若い頃のような元気がよみがえってくる感じがしました。

それからは体調もよく、週末それほど休まなくても、ちゃんとリセットできている感じです。年のせいにしてあきらめてはダメですね。

今は勧めてくれた知人に感謝しています。今の元気をできるだけ維持したいので複合サプリメントは続けたいと思っています。

ヘルニアの痛みからくる強い倦怠感がなくなり、前向きで明るい気持ちになった

東京都　渡邊綱己さん（本名）44歳

若い頃から腰痛があり、何度かぎっくり腰もやっていています。気をつけていましたが平成27年3月にぎっくり腰が再発。これがかなり重症だったために、それ以降、慢性的な腰痛がさらに悪化し、日々絶えず痛みが続くという状態になってしまいました。そして痛みには常に倦怠感がつきまとっていました。

そんな時に出会ったのが「ムクナ＋トンカットアリ」の複合サプリメントです。倦怠感やうつ症状、気力の低下によいという事で、少しでも前向きな気持ちになればと思い、飲む事にしました。

1日1回、食後に6粒。時間は特に決めずに飲んでいました。

飲み始めて2週間くらいすると全身のだるさがあまり感じられなくなり、自然に前

向きな気持ちになっている自分に気がつきました。笑う機会も増えて、痛みに耐えて暗い気持ちでいた頃とはまるで違います。

腰痛そのものは病院に通い、鎮痛剤やストレッチ、体幹トレーニングなどをやっていたので、それなりに回復していましたが、サプリの力も大きかったと思います。

気持ちが前向きで気分がいいと、痛みや倦怠感をあまり感じません。痛みや倦怠感がないといっそう気分がよく、前向きな気持ちになります。つまり複合サプリメントを飲む事で、心身共によくなる好循環に至ったわけです。

以前は痛みや倦怠感で何をする気にもなりませんでしたが、今は何に対しても積極的になりました。家族にも「痛くないのね。よくなってるのがわかる」と声をかけられます。はたで見ていても体調がいいのがわかるのでしょう。

そういうわけで複合サプリメントは、私にとってなくてはならない存在になっています。

第5章

男性更年期障害を克服するためのQ＆A

Q1、男性更年期障害とは何ですか。男性にも更年期があるのでしょうか。

A1、女性の更年期障害はよく知られていますが、男性にも同様の不調があります。女性は50歳前後にエストロゲンなど女性ホルモンが減って、やがて閉経を迎えます。その前後5年くらいを更年期と呼び、その時期に起こる様々な体調不良を更年期障害といいます。

男性もほぼ同じですが、減っていくのは男性ホルモン・テストステロンです。男性には女性の閉経のような大きな変化がないため、更年期障害がいつ始まっていつ終わるのかがわかりません。

個人差も著しく、ほとんど不調がない人もいれば、ひどい体調不良やうつ状態にさいなまれる人もいます

Ｑ２、ＬＯＨ症候群とは何ですか。男性更年期障害とは違うのでしょうか。

Ａ２、ＬＯＨ症候群は日本語でいえば 男性性腺機能低下症候群です。男性更年期障害と意味も症状も大きな差異はありませんが、定義の基本となるのは男性ホルモンのテストステロンの減少です。血液中の遊離テストステロンの値８・５未満がＬＯＨ症候群と診断されます。

症状は不眠やメタボリックシンドローム、うつ、イライラ、動悸など、様々です。テストステロンが関わっている臓器と働きに支障が起きるのです。

しかし症状に該当する内科、心療内科、整形外科等を受診しても「異常なし」とされる事が多く、多くの男性を悩ませています。

Ｑ３、男性更年期障害、ＬＯＨ症候群はどのように治療するのですか。治療法は違うのですか。

Ａ３、検査の結果、遊離テストステロンの値８・５未満だとＬＯＨ症候群と診断され、男性ホルモン（テストステロン）補充療法が可能です。

ただし遊離テストステロンが８・５以上でも11・８未満であれば、境界型ＬＯＨ症候群となり、症状によっては男性ホルモン補充療法ができる場合もあります。

しかし遊離テストステロンが11・８以上の場合はそれができません。男性ホルモン補充療法以外の方法で、例えば本書第２章で紹介しているような漢方やサプリメントでの治療を行う事になります。

Ｑ４、男性ホルモン補充療法は本当に効果があるのですか。具体的にはどんな治療をするのでしょうか。

Ａ４、男性ホルモン補充療法は主に注射で、テストステロンのデポ剤という薬を注射します。２～４週に１回、１クール10回で5か月～1年くらいかけて行います。

全ての患者さんが１００％満足とは言えませんが、この治療への評価は高く、効果の高い治療だと言えるでしょう。症状の緩和や回復には個人差や波がありますが、１クールの治療が終わる頃には多くの患者さんが満足し、効果を体感してくれるようです。

Q5、注射を繰り返す治療しかないのでしょうか。飲み薬はありませんか。

A5、残念ながらまだ飲み薬は日本にはありませんが、他に塗り薬があります。陰嚢に塗る薬で、注射に比べれば劣りますが、それなりの効果はあります。通院が難しい患者さんにはよい方法です。

Q6、男性ホルモン補充療法には副作用はありませんか。がんになったりしないでしょうか。

Q6、医薬品には大なり小なり副作用があります。男性ホルモン補充療法も例外ではありませんが、頻度としてはまれと言っていいでしょう。

起こりうる副作用としては、多血症といって赤血球が増える事があります。睡眠時無呼吸症候群がある場合は悪化する可能性があるので、事前の健康チェックが重要になります。他に肝機能に異常が起きる事があります。

がんに関しては前立腺がんとの関連が心配されています。万一既に前立腺がんになっていれば悪化する可能性があるので、やはり事前・治療中の検査が非常に重要です。しかし男性ホルモン・テストステロンの発がん作用は否定されています。

前立腺肥大の場合も同様で、現在既にこの疾患が認められる方は充分に注意しながら治療を行います。

Q7、男性更年期障害・LOH症候群の診療は、どんな医療機関を受診すればよいのでしょう。

Q7、女性には婦人科がありますが、まだこの疾患が認知されて間もないため、男性には男性科はありません。一般的には泌尿器科が該当しますが、男性更年期障害を治療している医療機関は様々です。泌尿器科以外であれば男性更年期外来のある総合病院、メンズクリニックが該当します。

最近、「男性更年期障害を診療」と標榜していても、実際には検査のみで治療をしていない医療機関もあるようなので気をつけてください。治療まで行っている所を受診されることをお勧めします。

また、生活習慣病を含めて健康状態全般を把握している内科系のホームドクターがいれば、男性更年期障害・ＬＯＨ症候群についても相談に応じてくれるかもしれません。

Ｑ8、まだ若い30代くらいでも男性更年期障害になる事はありますか。

Ａ8、一般に男性の更年期は、男性ホルモン・テストステロンが減る40代後半くらいです。しかし若い人でも仕事や対人関係で過度のストレスに見舞われると、男性ホルモン・テストステロンが急に減少する事があります。その場合は年令に関わらず男性更年期障害でありＬＯＨ症候群という事になります。しかし早期に治療を開始すると回復も早く、それも若いほど回復しやすいと言えます。

Q9、最近「朝立ち」がありません。セックスもさっぱりですがEDでしょうか。あるいは男性更年期障害なのでしょうか。

A9、「朝立ち」は性的な反応とは限りません。眠っている間も無意識に勃起しているのが健康な証拠です。「朝立ち」や睡眠時の勃起は、脳からペニスまでの血管や神経が正常かどうかの点検作業のようなものです。

もし「朝立ち」も睡眠時勃起もなく長期間セックスレスであれば、EDの可能性があります。今はよい薬もあるので、ED診療を行っている医療機関を受診する事をお勧めします。

ED＝男性更年期障害ではありませんが、EDも男性更年期障害の症状の1つです。男性更年期障害を診療している医療機関や泌尿器科を受診すれば、EDも男性更年期障害も診断・治療が可能です。

Q10、最近、仕事も趣味も全くやる気がしません。わけもなく憂鬱で、よく眠れない事も多く、性欲もありません。これは「うつ」なのでしょうか。それとも男性更年期障害なのでしょうか。

A10、うつ病なのか、男性更年期障害の症状の1つでうつ症状が出ているのかは、詳しく診察しなければ判断できません。

医療機関を受診するなら、やはり男性更年期障害を診療しているところで自覚症状や全身症状、男性ホルモン（テストステロン）の数値を調べる事をお勧めします。もし男性ホルモン（テストステロン）の値が低下していて男性更年期障害・ＬＯＨ症候群と診断されれば、その治療の一環として「うつ」の改善も期待できます。

男性更年期障害が「うつ」症状の主体でなければ、本人の希望によって精神科、心療内科を受診する事ができます。

逆に「うつ」を疑って精神科や心療内科を受診した場合、男性更年期障害の可能性はあまり考慮されないようです。よってまず男性更年期障害の診察を受けた方がよいと考えます。

Q11、男性更年期障害の治療に漢方薬は効くのでしょうか。

A11、男性更年期障害の症状は、うつのような精神症状から動悸、メタボ、関節や骨など多岐にわたります。それぞれの症状別に受診したり、別々の薬をもらっていたら非常に時間と手間がかかります。

漢方薬には、男性更年期障害に適した薬が色々あります。症状によって、その人のタイプによって、またご本人の希望によって薬を使い分ける事ができるのは漢方ならではです。また複数の症状に効く薬も多いので、こうした疾患には特に適していると言えるでしょう。

Q12、男性更年期障害に効くサプリメントはありますか。

A12、サプリメントは薬ではありませんが、薬効のある天然成分を選んで作られたものと考える事ができます。男性更年期障害は世界中の男性の悩みなので、世界各地に男性更年期障害に薬効があるとされる様々な薬草等の民間薬があります。第4章でご紹介したムクナやトンカットアリもそうした民間薬です。

そうした素材を専門家がきちんと研究し、動物実験だけでなくヒトに対する臨床試験を繰り返して効果を検証し、確証を得られたもの、論文が複数出されているものであれば試す価値はあると思われます。

ムクナやトンカットアリは、信頼できる研究報告がたくさんあります。また民間薬、あるいは食品として使用されてきた歴史も長いので安全性も高いと言えるでしょう。

Q13、インターネットや雑誌広告などで売られている精力剤は男性更年期障害に効くのでしょうか。

A13、本当に効くかどうか別として、飲んだらすぐ効く、とか明日には治る、といった過大な表現のものにはマユツバもので期待できないと思われます。

特に海外の商品の中には、何が入っているかわからないものも多く危険です。健康被害も数多く出ているので、うかつに購入しない方がいいでしょう。

Q14、DHEAのサプリメントは男性更年期障害に効きますか。

A14、ＤＨＥＡは男性ホルモン、女性ホルモン両方の前駆体、つまりそれらのホルモンに変化するものなので、男性ホルモンが減少している男性更年期障害には適していると言えるかもしれません。一時若返りホルモンとして人気を集めました。

ただ、実際にどれくらい男性ホルモンが減少しているかわからない状態で、適量のわからないＤＨＥＡを摂取するのは少々疑問です。日本では製造しておらず、輸入品しかないというのも不安です。

ＤＨＥＡ単体のサプリメントより、ＤＨＥＡの増加が期待できる生薬系の素材の方が効果も安全性も高いのではないかと思われます。

Q15、サプリメントは種類が多すぎて選ぶことができません。どうやって選んだらよいのでしょうか。

A15、その素材が信頼できるものかどうかは、どのような研究がなされているかによります。有効性については、動物実験だけでなくヒトに対する臨床試験が行われているかどうか、異なる設定で、異なる研究機関で繰り返し行われているかどうか等を調べましょう。複数の研究論文が科学誌等に掲載されているのも評価できます。

Q16、男性更年期障害の薬をインターネットでみつけました。買っても大丈夫でしょうか。

A16、日本の男性更年期障害の薬は注射と塗り薬だけなので、飲み薬であれば輸入品でしょうか。日本の薬でないとしたら、日本人を対象にした臨床試験はしておらず、どれくらい飲めばいいのかわかりません。医師の診察も処方もなく海外の医薬品を使用するのは、やはり危険だと思われます。

Q17、男性更年期障害を放置していると糖尿病等の生活習慣病になるというのは本当ですか。

A17、本当です。生活習慣病になる可能性が高まります。男性更年期障害が糖尿病などの生活習慣病の直接の原因にはなりませんが、男性ホルモンの減少は基礎代謝の低下をまねき、肥満（特に内臓脂肪の増加）を引き起こすためです。

内臓脂肪は単なるエネルギーの貯蔵庫ではなく、様々な生理活性物質を分泌します。例えばインスリンの効きを悪くするレプチンやＴＮＦ‐αが、分泌されます。

これらの物質はインスリン抵抗性を引き起こし、糖質代謝異常などにつながり、糖尿病をまねきます。同様に高血圧や脂質異常症にもなりやすくなります。

Q18、男性更年期障害を放置していると認知症になるというのは本当ですか。

A18、男性更年期障害になるとそのまま認知症になるわけではありません。やはり男性ホルモンの減少が脳に与える影響が問題なのです。

男性ホルモンは、脳において記憶や認知機能の維持に欠かせない働きを担っています。それが減少する事が認知症の原因の1つではないかと考えられるようになってきました。最近では認知症の高齢者に男性ホルモンを投与する事で、認知機能の改善が見られたという報告が多数あります。

認知症を予防するためにも男性更年期障害を放置せず、きちんと治療して良好な状態にしておきたいものです。

Ｑ19、男性更年期障害のような症状がありますが、病院には行きたくありません。サプリメントで何とか回復しないでしょうか。

Ｑ19、男性更年期障害かどうかは医療機関で検査をしなければわかりませんが、もし仕事や生活に支障がないレベルならば、品質の確かなサプリメントを使いながら様子をみてもいいかもしれません。他にも、できるだけ規則正しい生活やバランスのよい食事、ストレス解消を心がけると自然に回復する可能性もあります。

Q20、男性更年期障害を放置すると早死にするというのは本当ですか。

Q20、男性更年期障害が死亡原因になるわけではありませんが、男性ホルモンの低下がまねく様々な生活習慣病は寿命を縮める事につながります。特に男性ホルモンの減少は動脈硬化をまねくため、脳梗塞や心筋梗塞など命に関わる病気になる可能性が高くなります。

ですので40代になって、健康診断を受けて特に悪いところもないけれど、全体的に体調がよくないようであれば、男性更年期障害を疑ってみてはいかがでしょう。早めに対策すると回復も早いものです。良質なサプリメントで予防的にケアするのも有効だと思われます。

おわりに

健康と自信を取り戻すために

現代は医学の世界も情報社会である。かつて研究者や医師などごく一部の専門家だけが把握していた医学知識が広く一般にゆきわたり、誰もがネットなどを通じて細かい健康情報に接する事ができるようになった。しかし、その情報は玉石混交。だから健康情報は、ネットまかせではなく自ら管理する事が重要である。それを元に、自分にとって必要な健康情報を患者自らが探し出し、適切な医療手段を選択することが求められる時代になったと思う。

しかし男性医学に関しては必ずしもそのような状況にはない現実がある。男性特有の生理や病気に関して、当事者の男性は知らない事が多く、どこでどんな治療を受けるべきかわからない。ネット上の情報も、誤ったものや偏ったものが少なくないのが男性更年期を始めとした男性医学を取り巻く現状である。故にがんや成人病やインフルエンザなどの疾患は何となく把握し正しい選択ができても、男性更年期障害・LOH症候群については正しい知識の欠如のためにそれが困難な状況がある。不調を抱えても、それが病気かどうかも判らずにさまよい、医療機関を受診する機会を逃がしている。的外れなサプリメントの内服や間違った健康法を実践してみたり、決して適切であるとは言い難い治療などでさらに病状を悪化させている人もいる。

正しい医療情報が男性たちに届きさえすれば、きっと多くの人が悩みを解消し、健康と自信を取り戻せると思う。

もともと男性は健康管理にはうとく、弱みを人に見せようとしない、いわば孤独な狼である。そのくせナイーブで傷つきやすく、精神的なストレスに弱い。特にテストステロンはストレスで急激に下がり、様々な不調が現れる。

私にも経験がある。現在のクリニックを開設した当時、私も不安でいっぱいだった。

果たして患者さんが来てくれるだろうか。評判は、口コミは、借入金の返済は…。ふと思い立って自らフリーテストステロンを検査したところ、以前20あったものが12まで低下していた。私は身をもって、テストステロンとストレスのわかりやすい相関関係を実感してしまったのだ。私は男性医学の専門家としての意地をかけて、漢方薬を始めとした治療を自ら実践した。その経験は、私の男性医学の幅を結果的に広げてくれた。まさに、人生万事塞翁が馬である。

その後クリニックが軌道に乗ると、私のフリーテストステロンは元に戻ったのである。これは、ストレスが軽減したため男性ホルモン値が回復したという面もあるが、男性ホルモンの改善が、仕事上の成功にもつながったのではないかと自負している。フリーテストステロンで表される男性ホルモンの働きは、男性にとっては、健康面でも、社会的な成功という面でもたいへん重要な意味を持つのである。

さて、ここ数年に関して言えば、男性医学の研究は急速に進み、情報の発信も増えてきた。男性更年期＝ＬＯＨ症候群を診察できる医師も確実に増えている。時代は確実に変わりつつあるのだ。そして、ＬＯＨ症候群には確立された治療法がある。また漢方を用いれば、一人ひとりの病状に合わせて治療をカスタマイズできる。ＬＯＨ症候群はもとより、ＬＯＨ症候群ではないものの多様な症状を呈する男性医学分野の各種疾患に対して、漢方を始めとした東洋医学的治療は最適であると考える。

また本書で紹介した複合サプリメントのようなユニークな働きを持つものもある。これには私も正直驚いた。詳しくは第5章を読んで頂ければいいのだが、素材も組み合わせもすぐれもので、患者さんそれぞれに適した作用をもたらしてくれた。

このように選択肢はたくさんあるのだ。

悩み多き中高年男性も、「年だから」、「治るものではないから」と背中を丸める時代ではない。もし男性更年期障害、ＬＯＨ症候群に思い当たるふしがあるのなら、ぜひ男性医学を標榜する医療機関の戸を叩き、最適の治療法にたどりついて頂きたい。

代官山パークサイドクリニック院長　岡宮　裕

参考文献

『男はなぜ女より短命か』　熊本悦明・著　実業の日本社 刊
『なぜ一流の男は精力が強いのか？』　岡宮　裕・著　経済界 刊
『ヤル気が出る！最強の男性医療』　堀江重郎・著　文藝春秋 刊
『病はケから』　小林一広・著　幻冬舎 刊
『生涯男性現役』　岩本麻奈・著　ディスカヴァー・トゥエンティワン 刊

◉著者プロフィール

岡宮 裕（おかみや ゆたか）

代官山パークサイドクリニック院長

1990年、杏林大学医学部卒業後、慶應義塾大学病院腎臓内分泌代謝内科に入局。腎臓病、高血圧、糖尿病などの診療に従事した後、横浜市立市民病院、伊勢慶応病院、静岡赤十字病院、浜松赤十字病院、練馬総合病院に勤務し、血液内科、ぜんそく、アレルギー性鼻炎、アトピー性皮膚炎などのアレルギー疾患の医療に従事。
2009年 8月、代官山パークサイドクリニック開業。これまでの臨床経験を活かし、勤務医時代に縁のある渋谷区に開業した。クリニックは、自身の理念でもある「体に負担の少ない、一人一人に最適な治療」を心がけ、患者様の症状やニーズにじっくりと耳を傾けながら診療を行い、漢方薬治療にも力を入れている。
2011年 4月、海外渡航前医療センター開設。クリニック内に、海外渡航前の予防接種を行うため専門のスタッフを配置し、予防接種の受け入れを開始。日本人渡航者の海外での健康・安全を守るべく、日々診療に努めている。
そのほか、スポーツドクターとしても活動。東京都アーチェリー協会専門委員（医事）などを務め、多くのアスリートの健康サポートを行なっている。

本書を最後までお読みいただきましてありがとうございました。

本書の内容についてご質問などございましたら、小社編集部までお気軽にご連絡ください。

ナショナル出版編集部
TEL:03-6821-8485
E-mail:info@national-pub.co.jp

男性更年期・EDをらくらく克服する方法

発行日　2017年4月28日　初版
定価　本体1200円+税
著者　岡宮裕
発行所　ナショナル出版
〒145―0074
東京都大田区東嶺町30―9
VIVRE久が原205
TEL 03・6821・8485
FAX 03・6715・2514
印刷・製本　ベクトル印刷株式会社

ISBN978-4-930703-79-8